舌尖上的智慧

常见病医学营养治疗手册

章 言　曾繁荣　编著

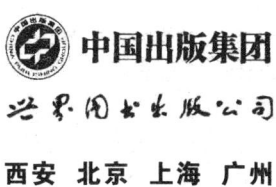

中国出版集团

世界图书出版公司

西安 北京 上海 广州

图书在版编目(CIP)数据

　　舌尖上的智慧:常见病医学营养治疗手册/章言,曾繁荣
编著. —西安:世界图书出版西安有限公司,2013.5 (2025.4重印)
　　ISBN 978 - 7 - 5100 - 6033 - 5

　　Ⅰ. ①舌… Ⅱ. ①章… ②曾… Ⅲ. ①常见病—临
床营养—基本知识 ②常见病—食物疗法—基本知识
Ⅳ. ①R459.3②R247.1

　　中国版本图书馆 CIP 数据核字(2013)第 077313 号

舌尖上的智慧:常见病医学营养治疗手册

编　　著	章　言　曾繁荣	
特邀策划	布医书生	
责任编辑	雷　丹	
封面设计	诗风文化	

出版发行	**世界图书出版西安有限公司**
地　　址	西安市雁塔区曲江新区汇新路 355 号
邮　　编	710061
电　　话	029 - 87233647 (市场营销部)
	029 - 87235105 (总编室)
传　　真	029 - 87279676
经　　销	全国各地新华书店
印　　刷	涿州市荣升新创印刷有限公司
成品尺寸	240mm × 170mm　　1/16
印　　张	19
字　　数	210千

版　　次	2013年5月第1版　2025年4月第2次印刷
书　　号	ISBN 978 - 7 - 5100 - 6033 - 5
定　　价	58.00元

☆如有印装错误,请寄回本公司更换☆

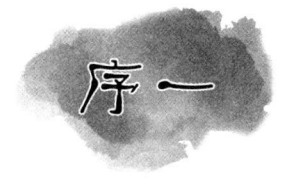

舌尖上的智慧

有人告诉你，最好的食物是红薯，天天吃它就能排出身体毒素，不得病也不患癌。你相信吗？有人告诉你，得了高血压、糖尿病不用吃药，吃生茄子、喝绿豆汤，就能轻轻松松根治。你相信吗？

也许你不相信。可偏偏就有人笃信不疑，并且认真照办。事与愿违或真相披露后才如梦方醒，懊悔不已。联想到许多年前风靡坊间的"红茶菌热"、"毛鸡蛋热"、"鳖精热"等，不禁要问，事关生命健康，为什么总是有人会犯糊涂？

惑于"神医"的人并非文盲或无知，但偏偏缺乏舌尖上的智慧。面对医学科学还无法征服所有疾病的现实，人们希望用随处可见的、价格低廉的食物防病治病的心理，可以理解。但我相信，今天的中国人更加关注生活品质的提升，并非为了健康长寿情愿忍受"苦行僧"的日子。

我国地大物博，食材丰盛，"一方水土养一方人"。诚然，食物是大自然赋予人类的最好的"药物"，但是，自然界没有所谓最好的食物，更不是吃这种食物就能解决所有的健康问题。各种食物的营养成分、营养特点各不相同，寄希望于吃某一种食物或某一类食物就能防病治病，既不现实，也不可行。运用舌尖上的智慧，将人体需要的七大营养素40多种营养成分，通过多种食物组合达到整体的

I

健康效用，帮助人们实现健康长寿的心愿。

没有最好的食物，只有适宜的食物。每个人在不同的年龄阶段、不同的生理状态、不同的生活环境中对营养的需求并不一样，营养指导和养生建议不应该也不可能千篇一律。所谓舌尖上的智慧就是"加减法"——添加缺少的适宜的营养素，减掉过剩的不适宜的食物成分。选对食物，吃对方法，不盲从跟风，不陷入营养教条，不迷于商业误导。那种不分青红皂白统统食用一种食物就能防病祛病的神话，是不符合均衡营养观的，也是容易被识破的。

吃什么、怎样吃，不仅是人的生理需求，也是一种心理享受。囿于偏见，或者被数字束缚，把吃饭变成负担，那就违背了人类摄取营养的本质，又谈何生活乐趣？我国正处于慢性疾病上升与营养行为改变的过渡时期，有良知的营养专家当以"赠人以言，重于金石珠玉"之情怀，为普及舌尖上的智慧竭尽绵薄之力。

感谢中国出版集团世界图书出版公司和赵亚强编辑，使我们的夙愿得以实现。

国家级营养师
2013 年 3 月

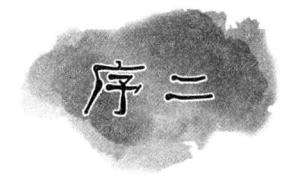

延长健康寿命期从"吃"开始

时下，"幸福感"是一个人人关注的话题。尽管"幸福的人"和"幸福的家"不尽相同，但有一种幸福人人追求，这就是延长"健康寿命期"。

新中国成立和改革开放以来，伴随经济的发展、医学的进步以及对人性和生命的尊重，中国民众的平均寿命已然延长。但是，活得更长久，不等于活得更幸福。在我国，高血压患者有2亿之多，约占全球高血压总人数的1/5；糖尿病患者9200万；血脂异常人数1.6亿；冠心病患者约8000万；每年新发脑卒中200万人，其中半数幸存者身留残疾；阿尔茨海默病患者700万，是全世界痴呆症最多的国家；每年约200万人死于肿瘤，全球1/4的癌症死亡患者在中国。种种疾病带给患者和亲人的痛苦，是无法用金钱衡量的。因此，尽可能延长人的健康寿命期——良好的生命质量期和生活自理周期，尽可能缩短疾病期和伤残期，是医学界的神圣使命。

生老病死固然是生命的自然法则，但疾病和衰老既有必然性，又有可干预性。随着医学营养学的长足进步，医学营养治疗的作用日益提升，其范围不仅涵盖住院患者，还包括出院康复患者、家庭慢性病患者乃至普通人群。今天的中国，与膳食营养相关的慢性疾病呈现上升趋势，无论处在哪个年龄阶段，摄取充足的能量和均衡的营养，都是提高免疫力和减少疾病发生的重要内容。

带病坚持工作是一种不负责任的行为，而对个人健康不负责，就是对家人幸福不负责。"白丝与红颜，相去咫尺间"。如果更多的中老年朋友能够从"吃"开始防病治病，延长健康寿命期，有尊严高质量地活在当下；如果青年朋友也能从本书受益，从而走上健康之路，家庭和社会的幸福感必然增加，也是我们对社会的一个回报。

享受国务院政府津贴专家
重庆医科大学附属第一医院教授、主任医师

目 录

心肌梗死医学营养治疗

心肌梗死是冠心病最严重最凶险的一种，死亡率高达40%。猝死者半数以上没有先兆，从剧烈的胸痛或压榨般憋闷开始，由劳累、紧张、激动、饱餐、受寒、酗酒、运动等因素诱发，带有突发的不可预知的特征。

心肌梗死虽然可怕，但它既有致命性，又有可救治性。

命系1小时

号称"坏胆固醇"的低密度脂蛋白胆固醇在血管壁堆积，逐渐增大阻挡血流，造成血管阻塞，血流通过缓慢，心脏血供减少甚至中断，就会出现不同程度的心肌缺血。严重而持久的心肌缺血达1小时以上的，就形成心肌梗死。

造成心血管堵塞心肌梗死的，是一种厚厚的黄白色蜡状物——脂肪斑块，大约95%的心肌梗死由冠状动脉粥样硬化斑块引发。理论上讲，每个人的血管里都可能长斑块，只不过有大或小、多或少的区别。经年累月血脂沉积，50 岁形成斑块，到了 70 岁，几乎 50%以上的管腔会被斑块堵塞。

什么样的血管最容易长斑块？分叉血管。人体血管好似交通网络，有许多"岔路口"。就像汽车行驶到拐弯的地方最容易出事一样，血流通过分叉血管时最容易造成血脂沉积。但不是说其他血管就能幸免，血管遍布人的全身，就连较直的血管也有可能生长斑块。

血液在血管内凝结成块形成血栓。其中，稳定性斑块像"死火山"，不轻易爆发；不稳定性斑块却像"活火山"，随时可能爆发。体内"火山爆发"斑块破裂，血小板、红细胞统统跑过来救急，越聚越多引起血管狭窄—血管堵塞—心脏缺血坏死。

血流一旦被阻断引发心肌梗死，必须争分夺秒疏通血管。临床上有"命系 1 小时"的说法，即抓住抢救的黄金时间，尽快疏通堵塞的心血管，尽可能减少心肌受损。抓住黄金抢救时间，治疗得越早，挽救的生命就越多。

心绞痛既是心脏自我保护的表现，又是冠心病、心肌梗死的预警信号。典型的心绞痛持续 3–5 分钟就过去了，当胸部正中或偏左部位出现压榨样或紧缩性疼痛达 20 分钟以上，恶心、呕吐、大汗淋漓以致出现濒死感，就要高度怀疑心肌梗死。但也有不典型症状：没有疼痛只有胸闷憋气，或胃痛、背痛、牙痛、咽喉痛、左臂麻木，此时宁可求助医生及早救治，也不要错失良机。

用牙齿挖掘"坟墓"

心肌梗死的发生大多由"不稳定斑块"引起，因此任何与形成脂肪斑块和血管狭窄有关的营养因素，都与心梗发病有关。毫不夸张地说，"恣口腹之欲，极滋味之美，穷饮食之乐"的人，"正在用自己的牙齿挖掘自己的坟墓"。

营养因素对引发心肌梗死的影响，可以分为两个方面。

一方面是长期持续作用的膳食因素——不良膳食习惯和饮食行为。只吃肉、不吃菜；口味重、吃油多；热量过高，营养素平衡失调……长此以往，血脂代谢紊乱，过多的胆固醇沉积于动脉内壁形成斑块，像水垢一样越积越厚，最终导致冠状动脉阻塞引发心梗。

一方面是短时作用的膳食因素。逢年过节，亲朋聚会，商务应酬，欢笑掩盖了危险，喜庆麻痹了警觉，利益冲昏了头脑，在"猛吃海撮"酒足饭饱之后，大量血液流向胃肠道帮助消化食物。此时此刻，人体血压下降，冠状动脉灌注不足；血脂升高，血液黏滞，血流缓慢，血小板凝聚；加之饮酒后情绪高昂，心肌耗氧量陡增。所有这些因素叠加在一起，暴发急性心肌梗死的危险就难以避免了。

除了大量吃肉和酗酒外，高血压、高血糖、肥胖、不运动、长期吸烟等也与脂肪斑块形成有关，统统是引发心梗的危险因素。

营养治疗分步走

心肌梗死急性期营养治疗

急性心梗发病后要绝对卧床，进食、翻身、大小便须专人护理。发病数天内以流质饮食为主，米汤、稀粥、菜水、果汁均可，24小时补液总量1000—1500毫升，分5—6次喂服。饮食避免过冷过热引起心律失常，不吃豆浆、牛奶、浓茶、咖啡等胀气和刺激性食物。

心肌梗死缓解期营养治疗

发病数天至2-3周内，随病情好转逐步改为半流食，可进食米粥、麦片、牛奶、蔬菜、水果，少量多餐。食物宜清淡有营养，细软易消化，保持肠道通畅，防止排便费力。

发病3-4周后，随着患者病情稳定活动量增加，饮食可适当放宽，但脂肪和胆固醇仍应严格控制，总热量4180-5020千焦（1000-1200千卡）/天。摄取足量优质蛋白有利于损伤心肌的修复，乳类蛋白、瘦肉、鱼类均可食用。绿叶蔬菜和水果富含维生素和多种有益成分，宜每天食用，保持大便顺畅。伴有高血压或慢性心衰患者需要限制钠盐用量。肥胖者控制体重。

毋庸讳言，已经获救的心梗患者是再次发生心血管意外的极高危人群，接下来性命攸关的事情，就是预防再次发作。切莫"好了伤疤忘了痛"，被生活惯性所缠绕，不知不觉恢复了犯病之前的生活习惯和饮食行为，导致"二进宫"的悲剧。

恢复期这样吃：脂类

脂类食物超标是引发心血管疾病的膳食因素，许多人便自动减少了肉和蛋的摄入，同时认为植物油能提供脂肪营养而不至于引起动脉硬化，"保险系数高"，于是植物油用量节节攀升。餐馆里的中餐菜肴成了"油浸菜"，有的家庭烹调油用量不多，却偏爱油炸食品、加工食品、方便食品。

不错，从结构和组成讲，植物油富含的不饱和脂肪较饱和脂肪有益健康。但是，植物油并非100%含不饱和脂肪，况且不管是动物的还是植物的，脂类所提供的热量是一样的，每吃1克就给你增加37.56千焦（9千卡）热量。植物油超标了，高血脂照样出现，肥胖冠心病照样增加。

饱和脂肪促使血脂明显升高，心梗患者应禁用动物油脂、肥猪肉、肥羊肉、肥鸭、肥鹅等。相反，不饱和脂肪有益于降低胆固醇，使心脏在最佳状态下工作，防止血管堵塞，推迟动脉硬化发生。橄榄油、葵花籽油、大豆油、茶籽油、花生油、芝麻油、玉米油是首选。可以每天喝1袋牛奶（250克），吃50-100克瘦肉，100-150克豆制品，植物油少于25克，每周3-4个鸡蛋。二十碳五烯酸（EPA）、二十二碳六烯酸（DHA）有助于减少脂肪斑块形成，有益于心脏健康，获得EPA和DHA的简单办法是每周吃鱼2-3次。

避免食用人造奶油、人造黄油、炸鸡块、炸薯条、色拉酱、咖啡

常见食物脂肪酸含量表（以 100 克可食部分计算）

食物名称	脂肪（克）	脂肪酸（克）		
		饱和	单不饱和	多不饱和
干核桃	58.8	4.8	8.8	42.8
黑芝麻	46.1	6.3	16.5	20.8
猪肉里脊	7.9	2.7	3.3	0.9
猪肋条肉	59.0	20.7	25.6	6.8
猪后臀尖	30.8	10.8	13.4	3.6
猪肝	3.9	1.5	1.5	0.4
牛肉里脊	0.9	0.4	0.4	0
羊后腿肉	3.4	1.5	1.2	0.4
鸡肉	9.4	3.1	3.7	2.2
鸭肉	19.7	5.6	9.3	3.6
牛奶	3.2	1.6	1.1	0.2
奶油	97.0	42.8	31.3	17.4
鸡蛋	9.0	2.7	3.4	1.2
草鱼	5.2	1.0	1.4	0.9
虾米（海米）	2.6	0.9	0.5	0.4
蟹肉	1.2	0.3	0.2	0.3
牛油	92.0	54.4	29.9	4.0
猪油	99.6	41.1	45.6	8.5

伴侣、油酥甜点等富含反式脂肪的食物。反式脂肪不仅让"坏胆固醇"（低密度脂蛋白）上升，也让"好胆固醇"（高密度脂蛋白）下降，增加心梗风险。

　　胆固醇是诱发动脉硬化的危险因子。作为预防饮食每天<300 毫克，作为治疗饮食<200 毫克，禁食猪皮、猪爪、动物肝、猪脑、鱼子、蟹黄、腊肠等高胆固醇食物。

恢复期这样吃：多种营养素

心梗患者的主食以淀粉类（谷类）为主，也可用红薯、土豆、山药、芋头、莲藕、荸荠等根茎类食物取代部分主食。

蛋、奶、菜、果合理搭配，优质蛋白占到 50% 左右，鼓励患者适当多吃大豆及其制品。大豆蛋白是优质蛋白，其中植物固醇有利于胆汁酸排出，减少胆固醇合成。大豆含有的卵磷脂也能促使胆固醇排泄。

维生素 C 参与胆固醇代谢，缺乏维生素 C 易使胆固醇堆积引起动脉硬化。比较而言：

每 100 克苦瓜含维生素 C 达 50–80 毫克

每 100 克草莓含维生素 C 达 40–120 毫克

每 100 克猕猴桃含维生素 C 达 60–200 毫克

每 100 克鲜枣含维生素 C 达 200–500 毫克

除增加维生素 C 摄取外，补充维生素 E 和烟酸也十分必要。维生素 E 的重要生理功能是抗氧化，而胆固醇氧化后会将其他细胞拉向自己，像"滚雪球"效应一样形成斑块、阻塞血管。适量多吃奶蛋、坚果、绿叶蔬菜获得维生素 E，维护心脏健康。烟酸（VPP）是"强效降脂药"，多吃瘦畜肉、鱼类、坚果可获得烟酸。

钙、镁、铜、铁、铬、钾、硒对心血管疾病有预防或抑制作用。镁提高心肌兴奋性，帮助心肌恢复，有助于降低心梗发病率和死亡率，绿叶蔬菜、糙粮、坚果含镁丰富。钾影响心肌的兴奋性和传导性，低钾、缺钾导致心律失常。含钾丰富的食物有紫菜、香蕉、豆类、菇类等。铬提高"好胆固醇"水平；硒减少"坏胆固醇"在血管壁沉积，二者均阻止动脉粥样硬化过早形成。补充这些矿物质，会从不同方面改善心脏机能与心肌代谢。

吃饭定时定量，不挑食偏食，不过饥过饱，不暴饮暴食，不狼吞虎咽。晚餐"四不宜"：不宜过荤，不宜过饱，不宜过甜，不宜过晚。

心梗患者低能量低胆固醇食谱举例

餐次	食物和数量
早餐	低脂牛奶（250 毫升）、燕麦粥（燕麦片 25 克）、花卷（玉米粉 25 克、面粉 25 克）、炒洋葱（洋葱 100 克、橄榄油少许）
加餐	猕猴桃（150 克）
午餐	米饭（大米 100 克）、清蒸鱼（鲈鱼 100 克）、黑木耳拌黄瓜（湿木耳 20 克、黄瓜 200 克、芝麻油少许）
加餐	苹果（100 克）
晚餐	米饭（大米 100 克）、胡萝卜炒肉丝（瘦猪肉 100 克、胡萝卜 150 克）、小白菜豆腐汤（小白菜 100 克、豆腐 50 克）

食物选择

宜食食物：瘦禽肉、鱼类、奶类、水果、蔬菜、菇类、坚果。

少食、禁食食物：

（1）高盐食品，如咸菜、酱菜、咸肉、咸蛋、咸鱼等。

（2）胀气食物，如豆类、生萝卜、葱、蒜等。

（3）辛辣刺激性食物，如浓茶、酒、辣椒、可可、咖啡等。

（4）油腻、油炸食品，如肥肉、板鸭、酱鸭、动物内脏、排骨汤、煎蛋、香肠、红肠、火腿、油条、油饼、油糕、酥油糕点、奶油等。

话题延伸：由轻到重，防治五层面

包括心梗在内的心血管疾病的防治，分为五个层面：

第一层面——防发病。科学吃药，控制好血压、血脂、血糖，可减少发病 80%；戒烟使心梗发生率下降 20%-30%；良好的生活方式减少发病 50%。预防比救治更重要，消除危险因素越早越好。

第二层面——防事件。发病后防猝死、防致残。遵照医嘱调控血脂，服用阿司匹林预防血栓等。

第三层面——防后果。"有胸痛上医院"，发病第一时间挽救心肌、抢救生命。

第四层面——防复发。一次救治后谨防再次发病。药物治疗、营养治疗、运动治疗三管齐下，持之以恒。适合患者的有氧运动有游泳、步走、太极拳等。

第五层面——防心衰。心梗患者存活 10-15 年之后，一个常见的归宿是引发慢性心力衰竭。应从药物治疗和非药物治疗两方面入手，尽可能预防和延缓心衰发生。

脑卒中医学营养治疗

在人体众多器官中，大脑对缺氧缺血最敏感，它会用打哈欠、困倦乏力、面色苍白、反应迟钝、头痛头晕向人发出警告。当负责运送血液供应大脑的血管遭遇阻塞或出现破裂，就演变成为脑卒中，也就是人们常说的"中风"。

"一次轻、二次重、三次不能动、四次就要命"，坊间传言描述了脑卒中高致死率、高致残率、高复发率的特点。

发病之前有预警

脑卒中分为"缺血性"和"出血性"两大类型。

出血性脑卒中占 30%–40%。大脑动脉血管破裂，血液溢出进入脑组织，谓之脑出血。脑的表面或底部血管破裂，血液进入含有脑脊液的蛛网膜下腔和脑池，谓之蛛网膜下腔出血。高血压患者通常易患出血性脑卒中。

脑出血多在动态下发病，起病急，进展快，严重者几分钟或几小时内出现意识障碍、偏瘫、呕吐、大小便失禁，头痛剧烈，血压升高。观察判断一个人有没有脑出血前兆，有 3 个简易方法：①笑一下，看笑的时候嘴巴歪不歪；②说句话，看说话时舌头发硬不发硬；③动一动，看托举双臂的动作正常不正常。笑的时候嘴巴歪向一边，说话语焉不详，托举手臂动作失常，基本可认定为脑出血预警信号。

缺血性脑卒中占 60%-70%。因脑动脉粥样硬化和血栓形成，造成管腔狭窄或闭塞，血流灌注减少或中止，引起局部脑组织坏死的称为脑血栓。脑血管本身未出现病变，形成堵塞的栓子来源于其他地方（风湿性心脏病、二尖瓣狭窄、冠心病伴房颤血栓脱落等都会形成栓子），栓子随血液流动，最后滞留在大脑堵塞血管的称为脑栓塞。糖尿病、高脂血症患者一般易患缺血性脑卒中。

脑梗死多在睡眠等静息状态下发病，起病相对缓慢，从轻微征兆到明显征兆往往需要几小时甚至几天。预警症状是"四个突然"：突然出现活动功能障碍，一侧肢体或脸部麻木无力，手脚不利索，走路像踩棉花，上下楼梯摔跤；突然出现语言功能障碍，说话口吃，舌头发硬，吐字含糊，表达不连贯；突然出现短暂性视力障碍，眼前发黑，看东西模糊不清或"视一为二"（重影）；突然头晕目眩，站立不稳或晕厥，数秒或数分钟后好转。

无论脑出血还是脑梗死，预警症状来得快、去得也快，患者并不放在心上。应该说救命的是时间，致命的也是时间。一旦大脑向人发出危急信号，无论本人、家人还是身边人都应采取紧急措施，为临床救治赢得宝贵先机。

营养医嘱个体化

脑卒中多由高血压、糖尿病、血脂异常、冠心病房颤、颈动脉狭窄等伴发性疾病引发，这些疾病又大多同营养失衡有关。在临床救治的基础上辅之合理的营养治疗，有助于改善病后应激状态，提高患者的免疫力和抗感染力，增加存活和康复机会。

急性期营养治疗的目的，是帮助重症患者度过危机阶段，为功能恢复创造条件。初发疾病时，患者有消化道出血和呕吐的必须禁食，从静脉补充营养。病情稳定但有意识障碍、吞咽困难的，采用鼻饲饮食，以流食半流食为主，如牛奶（脱脂）加糖冲藕粉、豆浆加糖冲鸡蛋、酸牛奶、鲜菜汁、稀米粥等，每次 200-250 毫升，每天 4-5 次。神志清醒但进食呛咳的给予糊状饮食，如蒸蛋羹、菜肉末、烂面条、水果泥等。无消化道出血的，可用高热量混合奶类或高热量流质食物进行鼻饲，每天摄入蛋白质 90-110 克，脂肪 100 克，碳水化合物 300 克，总能量 10500 千焦（2500 千卡），总液体量 2500 毫升，每天 6-7 次，每次 300-400 毫升。

进入康复期，营养治疗的目的是纠正营养失衡，促进神经细胞修复和大脑功能恢复，防止再次发病。为此，需要分析患者的病情、体重、血脂、血糖、电解质以及消化功能等个体差异，个性化地制定营养治疗方案。

膳食"三低"

低脂、低盐、低胆固醇膳食，是脑卒中康复期必须遵循的首要原则。每天摄入脂肪占总能量25%以下，胆固醇<200毫克，食盐4克。尽量少吃、不吃富含饱和脂肪和高胆固醇食物，避免在血管壁沉积形成脂肪斑块，造成血管狭窄或堵塞。

部分食物饱和脂肪酸含量（以100克计）

食品	饱和脂肪酸（克）	食品	饱和脂肪酸（克）
熏肉	32	肥牛肉	48
牛油	55	羊油	56
猪油	38	鸡油	32
可可油	86	椰子油	83
鲑鱼体脂	15	人造黄油	23

脑卒中患者适量摄入不饱和脂肪类食物，尤其是ω-3脂肪酸。不饱和脂肪通过削减"坏胆固醇"含量来降低血脂，维护血管的正常功能。

脑卒中患者适量摄入磷脂类食物，促使胆固醇脂质颗粒变小并保持悬浮状态，阻止它们在血管壁积聚。蛋黄、花生、黄豆、核桃、麦胚等都是含有较多磷脂的食物。

常用油脂不饱和脂肪酸含量（以100克计）

食物	不饱和脂肪酸（克）			
	全部	亚油酸	亚麻酸	其他
玉米油	84	28	53	3
橄榄油	84	76	7	1
花生油	76	47	28	—
芝麻油	80	38	42	—
红花油	87	15	72	—
大豆油	80	20	52	8

膳食"三适宜"

能量、蛋白质、碳水化合物"三适宜"，是脑卒中康复期膳食遵循的又一原则。

超重和肥胖让血管老化提速，控制膳食热量就能控制体重增长，维护血管健康。已经超重的患者，每天脂肪占总能量20%以下，蛋白质每千克体重1克。碳水化合物分解为葡萄糖的速度快，有助于维持大脑细胞新陈代谢；但摄入过多又会转化成脂肪增加体重，因而占总能量的55%为宜。

鼓励每天喝一袋牛奶、一杯酸奶，提供优质蛋白；每天吃一餐粗粮，降低血糖升高速度。豆类及其制品中的豆固醇促进胆固醇排出，每天可吃50–100克，但要远离油炸豆泡等过油制作的豆制品。

许多人爱吃土豆，土豆虽然富含淀粉但热量不高。我们拿大米相

比：100 克大米产能 1400 千焦（约 335 千卡），100 克土豆产能仅 318
千焦（约 76 千卡）。为控制碳水化合物的适宜比重，土豆无论当蔬菜
还是当主食，吃 200 克就要减少 50 克主食，用来控制能量摄入。

膳食"三克足"

充足的维生素、矿物质、膳食纤维，是脑卒中康复期遵循的膳食
第三原则。

维生素 C 增强血管的致密性，维护血管壁健康，对脑出血有很好
的预防作用。提倡每天吃富含维生素 C 的蔬菜和水果。维生素 E 清除
氧自由基，对预防脑动脉硬化有好处。

维生素 E 含量丰富的食物（以 100 克可食部分计算）

食物名称	含量（毫克）	食物名称	含量（毫克）
胡麻油	389.90	鹅蛋黄	95.70
豆油	93.08	辣椒油	87.24
葵花籽仁	79.09	芝麻油	68.53
山核桃	65.55	菜籽油	60.89
玉米油	50.94	黑芝麻	50.40
干核桃	43.21	鲜核桃	41.17
花生油	42.06	白芝麻	38.28
干榛子	36.43	芝麻酱	35.09
黄豆粉	33.69	松子仁	32.79
茶油	27.90	腐竹	27.84
西瓜子仁	27.37	炒南瓜子	27.28

菌类蔬菜蘑菇、香菇、平菇、金针菇、猴头菇、黑木耳、银耳等，藻类蔬菜海带、紫菜、发菜、裙带菜等，含有调节血脂、血压和预防血栓形成的活性成分，多吃有益。

镁有助于扩张血管，调节血压、血脂、血糖，每天吃富含镁的绿叶蔬菜，吃一小把坚果（原味）就能满足需要。充足的钙既调降血压，又避免缺钙引起骨钙溶出沉积在血管壁上，每天饮用牛奶是很好的补钙方式。钾能排出体内多余的钠，将血压稳定在正常状态，减轻血管压力，含钾丰富的食物有豆类、菇类、香蕉、土豆、茶叶等。硒清除对血管有害的脂质过氧化物，保护血管壁和细胞膜的完整性，防止动脉粥样硬化。

硒含量较高的食物（以 100 克可食部分计算）

食物名称	含量（微克）	食物名称	含量（微克）
魔芋精粉	350.2	马哈鱼子酱	203.1
干鱿鱼	156.1	海参	150.5
干贻贝	120.5	干墨鱼	104.4
干松蘑	98.4	牡蛎	86.8
海蟹	82.6	干扇贝	76.4
虾米	75.4	虾皮	74.4
芥菜	69.0	干鲍鱼	66.6
小麦胚芽	65.2	鲜贝	57.4
河蟹	56.7	红茶	56.0
黄鱼	55.2	腊羊肉	44.6
生蚝	41.4	基围虾	39.7

每天摄入膳食纤维 30 克，有助于调降血压、血脂和血糖。便秘是突发脑出血的又一诱因，警惕"卫生间悲剧"应适当摄入膳食纤维，保持大便通畅。

话题延伸：可干预、可改变

引发脑卒中公认的和肯定的危险因素，分为"可干预"和"不可干预"两种。不可干预的因素包括年龄、性别、种族、家族遗传性等。可干预的因素有高血压、冠心病、糖尿病、血脂异常、颈动脉狭窄、肥胖、吸烟、酗酒等。"可干预"即"可改变"。

一切容易形成脑血管硬化和脑血栓形成的疾病，都是脑卒中的前兆疾病。固然，手术治疗能够疏通堵塞血管，但手术不能解决所有问题，况且术后还有可能长斑块、堵血管。对付前兆疾病的办法是科学吃药，控制"可干预"的高危因素。

一切容易形成脑血管硬化和脑血栓形成的膳食因素，都是脑卒中的诱因。釜底抽薪的办法只有一个——消除或避免不健康的膳食因素，把患病风险降低到最小。比如，高血压与吃盐有关，预防脑卒中就要有意识纠正"口重"，把食盐摄入量降下来。又如，肥胖是脑卒中的危险因素，预防脑卒中就要减少能量摄入控制体重。不饮酒的人完全没必要用少量饮酒（包括红酒）去扩张血管，预防脑血管意外；有中风危险的人更要戒掉酒瘾，滴酒不沾。

此外，力戒一餐过饱、过热、过硬，不要饭后倒头就睡，避免劳累，谨防摔跤，勤补水分，防寒保暖，午间小睡，保持愉悦心情，服用阿司匹林，也都能有效预防脑卒中。

高血压医学营养治疗

心梗、脑梗是人们恐惧的疾病，高血压恰恰是这两种病的直接诱因。然而，平日里留意测量血压的人很少；自身患上高血压却把病因归咎于祖宗的人很多；得了高血压仅仅依靠药物降压而疏于懒于改变生活习惯的人也很多。

高血压固然有遗传因素，但更是内因与外因交互作用的结果。体重超标，膳食"两高"（高饱和脂肪酸、高胆固醇）+"三低"（低优质蛋白、低单不饱和脂肪酸、低抗氧化维生素）+矿物元素失衡（高纳低钾低钙），以及长期吸烟，大量饮酒，精神紧张，久坐不动等，所有这些外因（环境因素）在高血压发病中，起着比内因（遗传因素）更重要的作用。

绕地球两圈的血管长度

说来难以置信，一个成年人全身的血管有多长？动脉血管+静脉血管+毛细血管，总长度能绕地球两圈！

漫长的人体血管原本充满弹性，舒展自如，分分钟输送新鲜血液。血管主动脉最粗的地方只有 3-4 毫米，通过它的血流量却是体重的 7%-8%。遗憾的是，健康柔韧的血管维持不了多少年就逐渐老化，慢慢失去了弹性。

高血压的形成取决于 3 个因素：

心脏做功的强与弱　人人都有这样的体验：剧烈运动后心脏怦怦跳动，似乎要从胸腔里蹦出来。你知道吗？我们每一次心跳都有两个过程——心肌收缩，把血液压出；心肌放松，重新充血。心脏如同永不停息的泵，收缩—舒张，舒张—收缩，泵出新鲜血液，沿着血管通道汩汩流动，将养料和氧气运送到全身。心脏做功越强，血压升高越快。

血容量的大与小　血压是血液循环对血管施加的压强，如同水管里流动的水对管壁产生压力一样。心脏凭借压力将血液运送到身体每一个部位，包括最远端的脚趾和手指尖。水管里的水压取决于水容量，同样道理，血压的高低也取决于血容量。血容量增加，血压升高；血容量减少，血压下降。

血管弹性的好与差　血管老化从 40 岁开始，由于各种原因引起血管损伤，使原本健康柔韧的血管失去弹性。血管弹性越差，血压升高得越早。

得了高血压，首当其冲的是血管损害。血管渐渐失去弹性，变得像一团僵硬的"橡皮管"，糙而脆，极易出现破裂；窄而细，极易发生堵塞，就像管理不善的城市交通一样，随时可能因意外出现拥堵：堵住冠状动脉，导致冠心病、心梗；堵住脑血管，导致脑出血、脑梗死；堵住肾动脉，导致肾缩小、肾功能不全；堵住眼底血管，导致出血失明。

无论是高血压患者还是正常人，在一天不同的时间段里血压都会出现生理性波动，运动、吃饭、讲话、吵架会使血压高于平时。患者应每天测量血压以防意外出现。

降压就要降体重

肥胖、超重是高血压的致病因素，在体重指数（BMI）≥24的人群中，高血压发病率是BMI<24人群的3-4倍。特别是"苹果型肥胖"——腹部肥胖的人，他们的内脏器官堆满脂肪，血管弹性更差，也更容易升高血压。

高血压首要的非药物治疗手段就是控制体重。无论是高血压患者还是正常血压的肥胖者，只要减轻体重10千克，血压便可下降5-8毫米汞柱，血脂、血糖和血尿酸值也随之下降。减轻体重还有另外的奇效——减少降压用药剂量。

对大多数超重肥胖的中老年患者来说，达到并维持理想体重是困难的，于是，"合理体重"就成为他们在短期内有望达到，在长期内可以维持的一个适宜标准。合理体重即理想体重BMI±10%体重，这个标准同样能够有效控制血压、血脂和血糖。

有效降低体重的方法不外乎是减少能量摄入，增加能量消耗：①节食，减少总能量。②少吃能量密度高的主食和肉食，包括烹调油、油炸食品、饼干、糕点、快餐食品、膨化食品，多吃能量小体积大的蔬菜水果。③限酒（高热量食品）。④拒绝含糖饮料和甜食。⑤改变不良进食行为，放慢吃饭速度，进食狼吞虎咽风卷残云不胖才怪。⑥运动，有规律的有氧运动使收缩压降低 5~15 毫米汞柱，舒张压降低 5~10 毫米汞柱。

改变口味

"三天不吃盐，一身软绵绵"。我们之所以感觉吃盐有劲、吃盐长劲，是因为钠离子是人体必需的营养成分，它维持神经肌肉的应激性。人不吃盐患上低钠血症，引起肌无力。

钠是一种无机元素，具有调节体内水分与渗透压，维持酸碱平衡，增强神经肌肉兴奋性等功能。一个人失纳达到 0.75~1.2 克/千克体重时，出现恶心、呕吐、视物模糊、心率加快、血压下降、肌肉痉挛，大脑也无法维持正常功能。但这种情况往往同胃肠外营养缺纳或使用利尿剂有关，一般情况下人不会缺纳。

高血压家族大多对盐很敏感。我们都有亲身体会：吃得咸了，感觉口干，不停地喝水。血纳使血管收缩，水分使血流量增加，外周血管承受的压力跟着增加，血压也就跟着上升。还有，体内水分一多，细胞一个个胀鼓鼓的，我挨着你，你挤着我，血管通道更加狭窄，进一步增大了血管压力。吃盐越多，高血压患病率就越高，患者不控盐等于慢性自杀。

我国是食盐大国，膳食中钠的摄入 80%来自调味品和腌制品。限盐首先要改变品味，减少烹调用盐，高血压患者每天吃盐 3 克（1.5 小勺），糖尿病高血压患者不超过 3 克。

别忽略了"吃不出的盐"

有人感到奇怪：吃盐并没有超标，血压为何还下不来？可能的原因是你只计算了烹调用盐的量，忽略了"吃不出的盐"——含在食品里其他的盐分来源。

食盐是最老的防腐剂，想要保存食物长久不坏，多放盐是流传至今的好方法。咸乃"百味之源"，食盐是调味界的"一把手"。许多食品企业为延长食品保质期，为食品塑形，为口感鲜美招徕食客，生产加工食品热衷于添加食盐，可以说"人一张口就在吃盐"。这样计算下来，稍不留意吃盐就会超标。

各种腌制食品、酱类调味品是"含盐大户"：100 克榨菜≈11 克食盐，100 克酱油≈15 克食盐，100 克腌雪里蕻≈8.5 克食盐，100 克酱萝卜≈18 克食盐，1 克味精≈0.5 克食盐。甜面酱含盐量达 6%-7%，黄酱含盐量达 12%-15%，泡菜、豆瓣酱、沙茶酱、耗油、豆豉、虾油、海苔等高盐食品在市场上比比皆是。加工面食中，1 包方便面约含 4 克钠盐，100 克面粉约含 3.1 毫克钠盐，100 克挂面约含 184 毫克钠盐，1 根油条约含 300 毫克钠盐。虾皮、海米、豆芽、芹菜、紫菜、空心菜等天然食物也含有钠盐。

预防和治疗高血压重在改变口味。有人已经养成了重盐口味，盐放得少了淡而无味，引不起食欲。有人为减少食盐用量，把吃盐改成吃酱油、吃味精，这样做无异于"出了龙潭又入虎穴"。下面9招或许可以帮你纠正"口重"。

(1) 回家吃饭。减少外出就餐，少吃加工食品，尽量选用未经过多加工的食材动手烹饪，让天然食物回归自然纯正口味。

(2) 将一天的食盐量融入水中，用盐水烹饪，掌控用量。

(3) 吃高钾低钠食物，或用"高钾低钠盐"取代传统钠盐。高钾低钠盐含 60%-70% 的氯化钠，同时含有 20%-30% 的氯化钾、8%-12% 的硫酸镁，不仅能减少近 30% 的钠，还对平稳血压和保护心血管有益。常吃香菇、紫菜、海藻类、豆浆、燕麦粥、红豆汤、黄瓜、香蕉、梨等高钾低钠食物，促使钠盐排出。当然，低钠盐也不能多吃，正常人仍然每天不超过 6 克，高血压患者不超过 3 克。

(4) 尝试用食醋、辣椒、胡椒、芥末、柠檬、葱、姜、蒜调味，也可利用蔬菜本身的风味，如番茄、洋葱、蒜薹、芹菜、香菜、茼蒿等调剂口味，减少盐分。

(5) 烹饪菜肴少用炒、炸、煎，多用蒸、煮、炖，盐分自然减少，还能吃出食物的原汁原味来。

(6) 起锅前再放盐，此时盐分来不及浸入蔬菜内部，舌头却能感觉到咸味。晚放盐比早放盐可减少用盐量。

(7) 少吃、不吃放糖的菜肴、甜味咸菜、蜜饯类零食、冰激凌等。食物的气味搭配很奇妙：加盐能突出甜味，加糖则掩盖咸味。咸中带甜的食物让你轻松愉快地吃下去，无意中摄入了更多的盐。

（8）喝无盐少油的汤。煲汤中蔬菜含盐量+调味品含盐量让吃盐增多，每天多喝 2 碗汤等于多吃 5 克盐。这还不算，汤里的油脂还会带来额外热量。

（9）把每餐菜品其中的一种做成习惯的口味，而将其他几种做得清淡。比方喜欢吃盐煎肉，食用时再配一碟生黄瓜条或一盘生番茄块，浓郁与清香搭配，如此坚持 2-3 个月，改变重盐口味。

膏粱厚味伤血管

俗话说"膏粱厚味，易伤脾胃"。其实膏粱厚味不仅伤害脾胃，还伤害血管。

动物油脂、肥肉、五花肉、熏肉、香肠、肉皮、全脂奶品里的饱和脂肪能显著升高胆固醇和低密度脂蛋白。人造奶油、巧克力派、咖啡伴侣、蛋糕甜点里的反式脂肪，有过之而无不及。动物内脏、脑髓、蛋黄、贝类食物中的高胆固醇加快脂类物质在血管壁沉积，造成动脉硬化。显然，这些食物高血压患者要少吃或不吃。

茶籽油、橄榄油、花生油、芝麻油、葵花籽油、大豆油等含不饱和脂肪酸的植物油，含 ω-3 脂肪酸的鱼类，对调节血压血脂、预防动脉硬化和血管破裂有一定作用。鼓励适量交替食用植物油，鱼类每周吃 2-3 次。

高血压患者每天摄取胆固醇<300 毫克（相当于 1 个鸡蛋黄胆固醇

含量），吃油不超过 25 克（2-3 汤匙）。不吃反复加热的油，下馆子尽量少点炒菜、煎炸菜，多点清蒸菜、凉拌菜、炖煮菜。那些不知道用了多少次的油，除了增加高血压危险还对人体有着更多危害。

不要折在"老理"上

有个家喻户晓的说法——吃芹菜能降压。说法尽管流传甚广，但缺乏科学数据的支持。芹菜营养好不假，但营养好不见得就能降压。芹菜粗纤维虽然有间接降压的作用，但含纳较高，多吃非但不降压相反可能升血压。对类似说法要分析，不要折在"老理"上。

"欲得长生，肠中常清；欲得安宁，肠中无滓"。膳食纤维是高血压的克星，无论不溶性的还是可溶性的都对控制血压有利。不溶性膳食纤维增加粪便体积，刺激肠道蠕动排泄，避免了排便用力引起的血压上下波动。可溶性膳食纤维促进胆汁酸排泄，包裹食物糖分延缓吸收，或直接将它排出体外。血液里的胆固醇和葡萄糖减少了，黏稠的血液清澈了，不仅有利于降压，也有利于降脂降糖。

然而，"物无美恶，过则有害"。过量摄取膳食纤维反而妨碍钙、钾营养素吸收，对平稳血压不利。每天吃 1-2 种粗纤维蔬菜，如"洗肠草"韭菜，"百菜之王"大白菜，"山菜精灵"蕨菜，每周吃 4-5 次薯类或粗粮，如红薯、土豆、芋头、山药、玉米、糙米、荞麦、燕麦，每次 50-100 克，掌握好数量，才能起到控制体重、预防便秘、调控血压的作用。

控制高血压，补钙又补钾

临床做过这样的实验：每天给高血压患者补钙 1000 毫克，连续 8 周血压下降；有些患者只给予"低钠高钙"饮食而不给降压药，血压也恢复了正常。这是因为钙使血管平滑肌舒张松弛，外周血管阻力减少血压降低。高血压患者在控制钠盐的同时，需要补充足够的钙。

什么是既有效又方便、既简单又安全的补钙降压法？喝牛奶或酸奶。奶和奶制品（钙含量约为 100 毫克/100 毫升）是钙的优质来源，吸收率高；又是低钠食品，对降血压、防止血小板凝聚和胰岛素抵抗有益。每天早晚各饮用 250 毫升脱脂牛奶，补钙降压好。

每天吃一大勺芝麻酱（约 25 克），可摄取约 200 毫克钙。另一个高钙食物虾皮就另当别论了。虽然虾皮含钙高，但吃的时候不过捏一小把，数量少，获得的钙也就少。虾皮钙的吸收率不高，味道却很咸，还可能含有微量亚硝胺类，用虾皮补钙并不靠谱。

钾维持心肌正常功能，对血管有保护作用。钾与纳是一对"冤家"，二者在体内竞争性地抑制对方，高钾排除钠离子使血压平稳。比如海带中的海藻酸进入肠内，立刻会和钠结合并一道排出体外。血液里多余的钠被排出了，钾的含量就会增加，因而常吃海带可以帮助调节血压。服用利尿剂的患者血钾随尿液丢失，常常引起心律失常，明智的做法是同时补钾。

补钾有两种方式，一是药补，首选氯化钾，重点人群是服用利尿剂的患者。二是食补，适合于所有患者，包括血压轻度升高尚未采用药物治疗的人。每天补钾 4.5 毫克，收缩压约降低 4.4 毫米汞柱，舒张压约降低 2.5 毫米汞柱。每天吃 500 克含钾蔬菜（如菠菜），2 个含钾水果（如橙子、苹果），100 克菌类，钾的补充就够了。每天吃 2-3 个生番茄，一小把花生，也可获得足够的钾。

最新发现：一个幕后黑手

近年我国研究提示，高血压人群 75% 伴有高同型半胱氨酸，成为高血压引发脑卒中的幕后帮凶。

同型半胱氨酸是指肉类蛋氨酸在细胞代谢过程的中间产物。同型半胱氨酸的血液含量超过一定浓度，合并 H 型高血压。高同型半胱氨酸与高血压联手，损伤动脉细胞和小血管内皮细胞，加快形成血栓，给小血管密集的大脑带来致命威胁，让脑卒中的风险比其他疾病高出 28 倍。

降低同型半胱氨酸的血液浓度，预防高血压患者发生脑卒中，最安全有效的措施是补充叶酸。顾名思义，叶酸存在于植物的叶子中，也广泛存在于各种动植物食物中。

有几个方法可以更好地保存蔬菜里的叶酸和维生素：①现买现吃，不吃存放过久的蔬菜；②急火快炒，缩短烹饪时间；③避免煎炸烧烤，高温对维生素的破坏点，维生素 C 是 70℃，维生素 B_1、维生素 A、维生素 E 是 120℃，用焯、拌、炖等烹饪方法减少营养损失；④外出就餐吃多少点多少，不吃剩菜。

叶酸含量较高的食物（以 100 克可食部分计算）

食物名称	含量（微克）	食物名称	含量（微克）
红苋菜	419.8	绿豆	393
黄豆粉	392.2	绿苋菜	330.6
香菜	148.8	腐竹	147.6
干香菇	135	鸭蛋	125.4
小茴香	120.9	紫菜	116.7
茼蒿	114.3	豌豆粉	113.7
鸡蛋	113.3	干蘑菇	110
花生米	107.5	核桃	102.6
干竹笋	95.8	蒜苗	90.9
莲子	88.4	红小豆	87.9
菠菜	87.9	娃娃菜	86.4
雪里蕻	82.6	辣椒	69.4
芝麻	66.1	豇豆	66
韭菜	61.2	芥菜	60.6
小白菜	57.2	玉米	55

吸烟是最易损伤血管的行为

"不沾烟和酒，活到九十九"，这句经典老话，对高血压患者治病养生太管用了。

在所有伤害血管的不良行为中，吸烟排在第一位。尼古丁、焦油使心跳加快、血管收缩；导致胆固醇在血管壁沉着，加速动脉粥样硬化，而这一切的最终结果便是血压上升，冠心病发生。有个实验：吸 1

根烟，血压上升大约 20 毫米汞柱，维持半小时之久；一连吸上几根烟，血压便一直维持在高值。

酒精引起交感神经兴奋，心输出量增加，并使降压药效降低。国内外专家研究发现，每天饮酒 30 毫升，收缩压增高 4 毫米汞柱，舒张压增高 2 毫米汞柱，高血压患病率 50%；每天饮酒 60 毫升，收缩压增高 6 毫米汞柱，舒张压增高 2-4 毫米汞柱，高血压患病率 100%。有人亲身体验，将 50 毫升的"二锅头"一口饮干，只要 5 分钟，血压上升 11-12 毫米汞柱。红酒和白酒、啤酒一样，过量都会造成心肌细胞损害。对高血压患者来说，戒掉烟酒没商量。

高血压低盐低脂食谱举例

餐次	食物和用量
早餐	低脂牛奶（250 毫升）、小米粥（30 克）、麸皮面包（50 克）
加餐	香蕉（100 克）
午餐	二米饭（大米 100 克、小米 25 克）、清蒸鱼（150 克）、木耳青菜（木耳 5 克、青菜 100 克）、蒜泥拌海带丝（海带 100 克、大蒜 10 克）
加餐	苹果（200 克）
晚餐	米饭（大米 125 克）、肉末豆腐（瘦猪肉 50 克、豆腐 100 克）、拌黄瓜（100 克）、番茄冬瓜汤（番茄 50 克、冬瓜 100 克）

食物选择

宜食食物：

（1）富含优质蛋白、低脂肪、低胆固醇的食物，如脱脂奶、低脂奶、鱼类、禽类、大豆制品等。

（2）富含钾的食物，如香蕉、土豆、冬瓜、鱼类、禽肉等。

（3）富含钙的食物，如奶类及其制品、豆类及其制品等。

（4）富含镁的食物，如荞麦、玉米、蘑菇、绿叶蔬菜、坚果等。

（5）富含维生素 C 和 β–胡萝卜素的蔬菜水果，如番茄、胡萝卜、黄瓜、青菜、小白菜、莴笋叶、山楂、大蒜、蘑菇、黑木耳、柑橘、大枣、猕猴桃、苹果等。维生素 C 对血管健康"保驾护航"，高血压患者每天摄入应>100 毫克。

忌食或少食食物：

（1）高脂肪、高胆固醇和油炸食品。如肥肉、板鸭、酱鸭、动物内脏、排骨汤、蛋黄、香肠、红肠、火腿、油条、油饼、油糕等。过量食用油腻食物，不仅不利于高血压防治，还容易导致消化不良，可能引发心源性猝死。

（2）腌制食品，如咸菜、榨菜、酱菜、咸肉、咸蛋、咸鱼等。

（3）反式脂肪含量高的食物，如富含氢化油、起酥油的糕点和方便食品等。

（4）烟、酒、浓茶、浓咖啡、辛辣刺激性食物。

话 题 延 伸

一、反对自行买药、换药

许多患上高血压的人不是上医院接受正规治疗，而是东打听西打听，看人家吃什么药降压快自己就吃什么药。高血压是伴随终生的疾病，不可能轻易恢复。目前临床使用的降压药有 5 大类 300 多种，医生遵循"小剂量、长效、联合用药、个体化用药"四个原则给病人选药或调药，目的是让血压缓慢平稳下降的同时，减少心脑肾损伤。跟风买药换药是很危险的。

毫无疑问,疾病危害>药物危害,确诊为高血压后要在医生指导下服药。血压下降后不能自行停药,以免引起反弹。降压不理想的无须立即换药,应求助医生查明原因采取措施,或联合用药。

二、警惕"卫生间悲剧"

我们身边"卫生间悲剧"时有发生。便秘对高血压患者是致命的,因排便用力引发血管破裂并不鲜见。严寒冬季人们喜欢泡热水澡,泡澡时血管扩张,血压下降,心脏供血不足;出浴后寒冷侵袭,血管收缩,血压上升,心脏负荷加重,最易造成心源性猝死。高血压、冠心病患者应积极治疗便秘,冬天洗浴时调控好室温,谨防浴室猝死。

三、冬天穿短裙丝袜,很美却很受伤

冬天穿短裙丝袜,很美却很受伤。"人老腿先老"一点不假,血管老化往往从腿开始。当你走路感觉腿部疼痛酸胀,休息一会好转,就是腿部动脉硬化的表现。冬天穿短裙丝袜的女孩"美丽冻人",双腿长时间暴露在寒冷中引起血管急剧收缩,管腔变窄,后果是血压升高、血管硬化提前到来。

糖尿病医学营养治疗

众所周知，得了糖尿病非控制饮食不可。但糖尿病饮食究竟控制什么？哪些能吃，哪些不能吃，能吃的吃多少，怎样吃？曾经十分混乱的问题，历经医学营养学界百年来的艰苦探索，现在有了清晰明确的答案。

糖尿病饮食控制什么

诊断糖尿病的最终标准是血糖——血液里的葡萄糖。血糖从哪里来？有三条途径：一是我们吃的糖类（主要为谷类主食），经胃肠道消化酶分解成葡萄糖吸收入血。二是脂类和蛋白质在体内消化吸收，通过"糖异生"（由非碳水化合物转变为葡萄糖的过程）转化成为血糖。三是由体内储备的糖原分解成为血糖。

曾经很长时期，糖尿病饮食严格限糖（碳水化合物），采用"完全饥饿疗法"对付"三多"，结果出现了可怕的低血糖和诸多的并发症。

之后采用"低糖高脂"饮食疗法，将每天主食固定在很小范围内，对吃肉吃蛋却不加限制，结果又带来了能量超标、体重上升、血脂升高、血压波动，极大地影响了患者健康。

现在清楚了。糖类（碳水化合物）、脂类、蛋白质都是"食物能源"，都可以直接或间接地转化为血糖，三者之和构成了人体总能量。尽管糖类与血糖关系最为密切，吸收后全部和直接地变成血糖，需要首先控制，但是，如果仅仅减少糖的摄入，脂肪和蛋白质不减反增，总能量是不会减少的。而总能量不控制，血糖就不可能控制。要控制总能量必须同时控制糖类、脂类、蛋白质——主食副食一同控制。有人拼命吃苦瓜、吃南瓜、吃荞麦、吃魔芋等所谓降糖食物，而忽略了最基本的能量控制。种种类似"苦行僧"般的吃法不仅导致营养不良，降低生活质量，也缩短了患者的健康寿命期。

糖尿病饮食控制什么？真正要控制的是膳食总能量。只有控制好总能量，让血糖、血脂、血压长期稳定在理想状态，才能保持糖类、脂类、蛋白质和电解质代谢平衡，避免和延缓并发症出现。

量身定做你的食谱

"量身定做"就是依据个人体重和活动强度大小，通过计算确定每天需要的总能量，并按一定比例分配到一日三餐中。那么，如何快捷准确地知道自己每天应该吃什么、吃多少？这里推荐一款糖尿病饮食分型疗法，以便"量身定做"你的食谱。

糖尿病饮食分型（三大营养素占总能量比例%）

类型	糖类	蛋白质	脂类
轻度肥胖，血糖已控制	54	22	24
中重型，血糖尿糖均高	55	18	27
合并高胆固醇	60	18	22
合并高甘油三酯	50	20	30
合并肾功能不全	66	8	26
合并高血压	56	26	18
合并多种并发症	58	24	18
轻度消瘦	50	20	30

　　假如你55岁，身高1.75米，体重88千克，从事轻体力劳动，全天总能量计算如下：

　　你的理想体重=175-105=70（千克），实际体重是88千克，超过理想体重25%以上，属于肥胖。因为从事轻体力劳动，每天每千克体重需要提供能量84-105千焦（20-25千卡），全天总能量5860-7320千焦（1400-1750千卡）。由于你的血糖控制不好，又肥胖，故建议全天总能量控制为5860千焦（1400千卡）。又由于合并高胆固醇血症，依照上表，全天需要碳水化合物、蛋白质、脂类分别占总能量的60%、18%、22%，计算后得知：全天需要碳水化合物约3520千焦（840千卡）210克，蛋白质约1060千焦（252千卡）63克，脂类约1290千焦（308千卡）34.2克。

　　三种产能营养素在体内氧化实际产生能量为：1克碳水化合物约16.8千焦（4千卡），1克蛋白质约16.74千焦（4千卡），1克脂类约37.56千焦（9千卡）。按照1/5、2/5、2/5的比例分配一日三餐，早餐需要碳水化合物约 700 千焦（168 千卡）42 克，蛋白质约 220 千焦（52 千卡）13 克，脂类约 260 千焦（62 千卡）7 克。午餐和晚餐相同，碳水化合物约 1410 千焦（336 千卡）84 克，蛋白质约 418 千焦（100 千卡）25 克，脂类约 520 千焦（123 千卡）13.6 克。

看到这里，也许你的头都大了。糖尿病饮食就是计算饮食、称重饮食，能量计算麻烦。下面推荐一款食谱供参考。

糖尿病一日食谱举例

早餐　牛奶（250 毫升）、面包（全麦面粉 50 克）

加餐　黄瓜（150 克）

午餐　二米饭（荞麦 30 克、大米 60 克），肉丝白菜（瘦猪肉 30 克、白菜 150 克），鱼片木耳（草鱼 70 克、黑木耳 10 克），番茄豆腐汤（番茄 150 克、豆腐 10 克），烹调油（7 毫升）

加餐　猕猴桃（200 克）

晚餐　米饭（大米 90 克），芹菜牛肉（芹菜 150 克、牛肉 30 克），鸡蛋菠菜汤（鸡蛋 1 个、菠菜 100 克），烹调油（7 毫升）

睡前　酸奶（220 毫升）、馒头片（面粉 25 克）

营养计算：全天蛋白质 65.5 克，约占总能量 18%；脂肪 35 克，约占总能量 23%；碳水化合物 200 克，约占总能量 58%。全天总能量约 5900 千焦（1410 千卡）。

在食谱安排上，食物数量按生食计算，如 50 克大米做熟后，米饭重量 130 克；50 克面粉做熟后，馒头重量 75 克；50 克生肉做熟后，重量约 35 克。

传说糖尿病患者不宜喝粥，应该说糖尿病患者不是不能喝粥，而是要看怎样喝粥。喝纯白米粥，糖类容易被人体分解吸收，引起血糖直线上升又迅速跌落，好像坐"过山车"一般上下波动，对控制血糖极其不利。喝白米粥时应干稀搭配，吃一点粗粮馒头、全麦面包，也可搭配蔬菜；或者加点玉米、小米、燕麦、黄豆、红豆、绿豆、花生等粗粮豆类煮粥，先泡再煮，保留养分又黏稠可口；或者做成菜稀饭、豆浆稀饭等。如此喝粥，糖类吸收缓慢，血糖变化平稳，既增添饮食乐趣又阻止餐后血糖上升，何乐而不为？

让生活"有滋有味"

历经漫长曲折的探索，"食物交换份法"在糖尿病营养治疗中被最终确认，成为国际流行的糖尿病饮食控制法。

运用食物交换份法将食物依照来源和性质分为若干类型：谷薯类、蔬菜类、水果类、肉蛋类、豆类、乳类、坚果类、油脂类等。在一定重量范围内，同类食物提供的碳水化合物、脂肪、蛋白质能量相近，不同类食物所提供的能量也大致相等，在同类或不同类食物中进行互换，以此丰富食物品种，调剂一日餐饮。

食物交换份中的谷薯、蔬菜、水果、肉蛋、豆制品、乳类、油脂、坚果等，每份所含能量都是 377 千焦（90 千卡）。同类食物之间可以互换，如 50 克大米换成 50 克面粉，25 克燕麦片换成 200 克鲜玉米（带棒），15 克花生米换成 10 克油等。

同样，营养素含量相似的不同类食物也可以等值互换，如 25 克大米和 200 克苹果互换，25 克馒头和 500 克蔬菜互换，50 克瘦肉和 15 克坚果互换等。

例如，午餐你吃了 25 克大米饭，晚餐可选择吃同样重量的荞麦面

食物交换份基本内容

组别	类别	每份重量	每份能量千焦（千卡）
谷薯	谷薯类	25 克	377 千焦（90 千卡）
菜果	蔬菜类	500 克	377 千焦（90 千卡）
	水果类	200 克	377 千焦（90 千卡）
肉蛋	大豆类	25 克	377 千焦（90 千卡）
	奶制品	150 克	377 千焦（90 千卡）
	肉蛋类	50 克	377 千焦（90 千卡）
油脂	坚果类	15 克	377 千焦（90 千卡）
	油脂类	10 克	377 千焦（90 千卡）

条，因为 25 克大米和 25 克荞麦所产生能量是相同的，都是 377 千焦（90 千卡）。又如，午餐你吃了 35 克酱牛肉，晚餐可以改吃重量 80 克的鲤鱼，它们产生的热量也是相同的。还有，不吃猪肉的，可将 25 克瘦猪肉同 50 克瘦牛肉交换。

食物交换份法具有几个鲜明的优点：

（1）帮助患者方便地控制总能量。食物交换份中的各类食物既包括主食（大米小麦等细粮、玉米小米等粗粮），也包括副食（肉、蛋、奶、蔬菜、水果、烹调油等），主食和副食同时控制，就能很好地控制总能量。切记，总能量才是最终决定血糖水平高低的关键性因素。

（2）帮助患者方便地计算总能量。控制总能量首先要计算总能量，撇开"数量"概念说糖尿病患者能吃什么、不能吃什么，是没有道理的。食物交换份中的每一份，能量均约为 377 千焦（90 千卡），每天吃掉几份，总能量是多少，各类食物的比例各占多少，很容易就计算出来了。

（3）帮助患者实现膳食多样化，达到营养均衡。依照食物交换份法，从个人的饮食习惯、经济条件、季节特点、市场供应出发选择食物，通过局部交换，满足了患者不同的口味需求，把"吃什么、吃多少"这个令人困惑的事情变成了简便易行的快乐享受。熟练使用食物交换份法，糖尿病患者同样能过"有滋有味"的美好生活。

应用食物交换份法制定糖尿病饮食举例：全天所需总能量约 5860 千焦（1400 千卡），依据下表，全天主食 8 份 200 克，蔬菜 1 份 500 克，肉蛋豆类 3 份 150 克，奶类 1.5 份 250 克，油脂 2 份 2 汤匙。在控制好总能量的前提下，运用食物交换法，根据个人口味、习惯进行选择和交换，安排一日膳食。

不同能量糖尿病饮食交换份

谷薯类		菜果类		肉蛋豆类		浆乳类		油脂类		交换	能量	
约重	份	约重	份	约重	份	约重	份	约重	份	份	千焦	（千卡）
150 克	6	500 克	1	150 克	3	250 克	1.5	2 汤匙	2	14	5020	（1200）
200 克	8	500 克	1	150 克	3	250 克	1.5	2 汤匙	2	16	5860	（1400）
250 克	10	500 克	1	150 克	3	250 克	1.5	2 汤匙	2	18	6700	（1600）
300 克	12	500 克	1	150 克	3	250 克	1.5	2 汤匙	2	20	7550	（1800）
350 克	14	500 克	1	150 克	3	250 克	1.5	2 汤匙	2	22	8350	（2000）

关注你的主食构成

糖尿病营养治疗不但要控制主食的数量，而且要控制主食的种类，血糖生成指数（GI）就成了一个不能不了解的新概念。

血糖生成指数是衡量一种食物中糖类与标准物质（如葡萄糖）相比，转变为葡萄糖的速度和能力的指标。指标>70 为高升糖食物（高 GI），<55 为低升糖食物（低 GI），55-70 为中升糖食物（中 GI）。

谈到此，胰岛素的重要性浮出水面。胰岛素是促进糖类代谢的激素，由胰腺 β 细胞制造。人张嘴吃饭，几秒钟后胰腺就能对血糖变化做出反应，迅速释放胰岛素，将血糖运送到有需要的细胞和组织。进餐后 2 小时血糖恢复到正常水平，胰腺得以休息。糖尿病患者的胰腺对高血糖反应迟滞无力，不能迅速将血糖转移进入细胞。高浓度的血糖停留在血液里不被利用，只好经由尿液排出，体内营养代谢的秩序就这样被打乱了。

糖尿病治疗的关键是控制血糖，而膳食是血糖升高最重要的和影响终身的原因。假如你吃的是低升糖食物，食物在胃肠停留时间长，葡萄糖进入血液速度慢，胰腺便可以轻松工作。假如你吃的是高升糖食物，食物在胃肠内消化快，葡萄糖迅速进入血液引起血糖升高，胰腺必然紧张工作。日久天长，紧张的工作和过度的刺激使胰腺处于疲劳状态，最终影响胰岛素分泌，患上糖尿病。

显然，糖尿病患者的主食构成，应多选低 GI 食物，适当选择中 GI 食物，少吃高 GI 食物。

常见主食血糖生成指数（GI）

食物名称	GI	食物名称	GI
白小麦面包	106	牛肉面	89
白小麦面馒头	88	糯米饭	87
米饼	82	大米饭	80
烙饼	80	煮红薯	77
油条	75	玉米片	73
土豆泥	73	米饭+猪肉	73
大米粥	70	小麦片	69
全麦粉面包	69	荞麦面馒头	67
煮土豆	66	大麦粉面包	66
二合面窝头	65	黑面粉面包	65
大米糯米粥	65	粗燕麦粉	65
燕麦粒面包	65	小米粥	62
油炸土豆片	60	荞麦面条	59
米饭+芹菜+猪肉	57	甜玉米（煮）	55
玉米糁粥	52	饼+鸡蛋炒木耳	52
玉米面粥	51	黑麦粒面包	50
馒头+芹菜炒鸡蛋	49	馒头+酱牛肉	49
酸奶	48	蒸芋头	48
燕麦麸面包	47	黑米	42
芹菜猪肉包子	39	米饭+鱼	37
苕粉	34	藕粉	33
脱脂牛奶	32	炖鲜豆腐	32
豌豆粉丝汤	32	三鲜水饺	28
全脂牛奶	27	四季豆	27
绿豆	27	豆腐干	24
冻豆腐	22	大豆	18
扁豆	18	猪肉炖粉条	17
土豆粉条	14	低脂奶粉	12

简单归结为一句：细粮比粗粮升糖快，主食比副食升糖快。

主食的食用量不同，升糖作用也不同，显然，50克馒头升糖作用< 100克馒头。但这只是问题的一个方面，问题还有另外的方面，即主食加工方法不同，对血糖的影响也不一样，如土豆泥升糖作用>土豆片，馒头>烙饼等。因此，调控血糖不光要增加粗杂粮、干豆等低升糖食物的摄入，而且尽量"粗粮不细做"，用以改善糖代谢和控制体重。

推荐糖尿病患者每天吃一碗燕麦粥。燕麦的高黏性能抑制胃排空，延缓小肠对葡萄糖吸收和餐后血糖上升速度。与其他淀粉类相比，燕麦无论怎么烹饪，都是一种低消化速度、低血糖反应的食物，长期食用还有助于控制体重。建议购买完整的呈扁平状的纯天然燕麦。天然燕麦蛋白质、葡聚糖、钙钾含量高，再配以牛奶、鸡蛋、豆制品、蔬菜一起食用，既改善口感又营养互补。大豆及其制品有利于控制血糖。豆腐配米饭，豆浆配面包的吃法，能很好地降低餐后血糖峰值。

学会吃糖

碳水化合物简称"糖"，与蛋白质、脂类相比，糖是最经济最安全的能量来源。糖尿病与胰岛素分泌不足（胰腺功能障碍）或胰岛素抵抗（分泌出的胰岛素无法被利用）有关，与吃糖多少没有直接关系。相反，合理吃糖可以改善糖耐量而不增加胰岛素供给，提高胰岛素的敏感性。

限糖不等于拒糖　糖与血糖并不直接画等号，我们吃进去的碳水化合物主食只有在体内代谢为葡萄糖才能变成血糖。有些患者不敢多吃主食，结果总能量无法满足身体需要，不利于血糖控制。糖尿病患者每日主食最少吃够 150 克，依据个体差异控制在 150–400 克（按生米生面计重）。过高，血糖上升增加胰腺负担；过低，引起脂肪蛋白质过度分解，出现酮症酸中毒。

不同能量相对应的主食量

5020 千焦（1200 千卡）主食量约为 150 克/日	5440 千焦（1300 卡）主食量约为 175 克/日
5860 千焦（1400 千卡）主食量约为 200 克/日	6280 千焦（1500 卡）主食量约为 225 克/日
6700 千焦（1600 千卡）主食量约为 250 克/日	7120 千焦（1700 卡）主食量约为 275 克/日
7550 千焦（1800 千卡）主食量约为 300 克/日	7950 千焦（1900 卡）主食量约为 325 克/日
8350 千焦（2000 千卡）主食量约为 350 克/日	8790 千焦（2100 卡）主食量约为 375 克/日

区分可吃和不可吃的糖 碳水化合物是一个大家族，里面住着许多成员。其中：葡萄糖直接吸收入血变成血糖，GI 为 100，在非低血糖情况下糖尿病患者不宜吃。蔗糖（白糖、红糖、冰糖）经转化变成葡萄糖，升糖快不宜吃。麦芽糖 GI 为 105，蜂蜜 GI 为 73，它们升高血糖的速度和能力非常快也非常强，不宜吃。乳糖（GI 为 46）对血糖变化影响不大，可适量吃。所谓无糖食品也不宜多吃。复合糖（谷类主食）升糖速度慢，可以吃也必须吃。

甜度和糖度并非同一概念 口感甜的不一定含糖量高；含糖量高的不一定口感甜。西瓜主要含水分，含糖量 5.8%，在控制好血糖的情况下每天吃 1 块没有问题。火龙果口感不甜，但含糖量 13.91%，还是不吃为妙。患者可以在血糖稳定后（餐后 2 小时血糖 7.8 毫摩尔/升以下，糖化血红蛋白<7.0%）吃低糖水果。

水果和水果制品血糖生成指数（GI）

食物名称	GI	食物名称	GI
西瓜	72	菠萝	66
葡萄干	64	橘子汁	57
芒果	55	猕猴桃	52
熟香蕉	52	柑子	43
葡萄	43	苹果汁	41
梨	36	苹果	36
水蜜桃汁	33	干杏	31
鲜桃	28	柚子	25
李子	24	樱桃	22

血糖稳定的患者对低糖、中糖水果也不能放开了吃，每天不超过200克。果糖含有一定能量，吃掉200克水果后必须同时减少25克主食，维持一整天总能量不变。

坚果营养价值高，质地紧密耐嚼，富含纤维素，饱腹感强，不易造成肥胖，有利于控制餐后血糖。坚果含植物固醇和维生素E丰富，还有保护血管的优势。早餐吃一小把（约20克）甜杏仁搭配面包，可控制餐后血糖快速升高。

每天蔬菜500克

新鲜蔬菜富含维生素、矿物质、膳食纤维和有益健康的活性物质，对纠正代谢紊乱，满足身体营养需要功不可没。

维生素 B_1 参与糖代谢的多个环节，帮助将体内血糖转换成热能。

维生素 B_2 燃烧脂肪转换能量，有助于减低体重。维生素 B_6 提高胰岛素的活性和分泌量。维生素 E 降低脂质过氧化，纠正脂质代谢紊乱，预防并发症。维生素 A 对防止视网膜病变有好处。

铬是葡萄糖耐量因子的组成部分，也是胰岛素辅助因子。锌参与胰岛素合成，稳定胰岛素结构，协助葡萄糖在细胞膜转运。

糖尿病配餐离不开新鲜蔬菜。虽然不同患者需要控制的总能量不尽相同，但都应每天吃够 500 克以上蔬菜。鼓励每天吃绿叶菜，如小青菜、菠菜、油菜、西兰花、茼蒿、深绿色甘蓝、油菜薹等。多吃深绿色叶菜的种种好处是水果难以替代的。

海带含大量褐藻胶，不产生热量却有饱腹感，延缓胃排空，降低餐后血糖升高速度，更是理想的减肥食品。苦瓜虽苦利于病，常吃苦瓜或苦瓜榨汁，既调节血糖又控制体重。山药、土豆等淀粉含量高，最好当主食吃，同时减少其他主食的分量。

高纤维是否适合你

我们鼓励糖尿病患者多吃粗粮，把精白细软的食物换成富含膳食纤维的粗粮豆类，是因为：①比起精米白面来，粗粮豆类升高血糖缓慢。膳食纤维在胃肠道与糖类包裹结合，延缓糖类消化吸收，从而起到降低餐后血糖、改善葡萄糖耐量的作用，有利于血糖控制；②粗粮豆类饱腹感强，有助于减肥。③粗粮豆类中类黄酮、花青素、类胡萝卜素、葡聚糖等保健成分多，对控制血胆固醇有帮助。④粗粮豆类有利于调控血压，防治便秘。因此，膳食纤维在糖尿病营养治疗中的作用已被充分认可。

但是，有些患者把膳食纤维奉为"制胜法宝"，专吃粗粮不吃细粮，见到标榜纤维素的"糖尿病食品"便毫不犹豫掏腰包。尽管膳食纤维好处多多，但并非多多益善，盲目大量摄入可能带来危害。

膳食纤维过量，加重胃肠道负担，尤使老年患者出现胀气、消化不良、食欲降低等不适。膳食纤维过量，妨碍钙、铁、锌等营养素吸收，而这些营养素恰恰是糖尿病患者欠缺的和需要补充的。膳食纤维过量，可能导致低血糖，后果很严重。因此，高纤维膳食是否适合你，应从体重、病情、用药情况等方面综合考虑，因人而异。

每天吃粗粮豆类的比例或数量是多少？怎样吃粗粮更好？可以将100 克粗粮或 85 克全谷类自然地融入一日餐饮，早餐喝一碗五谷豆浆，中午吃一份"黄白配"蒸饭（大米配小米），晚上吃一根蒸黏玉米。胃肠不好的用小米、大黄米、糙米煮粥吃，高血脂肥胖者适合吃燕麦粥和各种豆类，贫血者最好吃小米、黑米。

话题延伸

一、加餐不加量

采用少食多餐、分开进食的方法，一是有利于降低餐后血糖升高值；二是减轻胰腺负担；三是预防低血糖发生；四是促使血糖由不稳定向稳定过渡。建议注射胰岛素和易发生低血糖反应的糖尿病患者少量多餐、分散进食。

一日五餐　在三次正餐之间添加两次辅餐。上午 9-10 时、下午 3-4 时吃一个水果，或一袋酸奶、2 片粗粮面包，或一个鲜玉米（带棒 200 克）。

一日四餐　每晚临睡前加一次辅餐，吃一小碗燕麦粥、一个番茄或一段黄瓜。

无论是一日五餐还是一日四餐，总原则是"加餐不加量"，加餐所产生的能量必须从正餐扣除。比如，加餐吃掉一份 200 克水果，同时减少 25 克主食，以保障全天摄入总能量不变。谨记早餐不吃"三白"：白面包、白稀饭、白馒头。

二、胰岛素抵抗与肌营养不良

都知道肥胖超重的人易得糖尿病，殊不知消瘦的人、肌营养不良的人，肌肉组织胰岛素受体减少，也会产生胰岛素抵抗患上糖尿病。肌营养不良也叫"肌肉衰竭症"、"肥胖型肌肉营养不良"，随着年龄增长，人体肌肉组织减少，脂肪组织增多，引起肌营养不良。

负重锻炼能够减少肌肉萎缩、肌无力造成的胰岛素抵抗。举哑铃、负重步行等是较好的负重运动方式。糖尿病患者最佳运动时间是晚餐后 30 分钟，快走半小时可降低血糖 1-2 毫摩尔/升。

肿瘤医学营养治疗

　　肿瘤细胞与正常细胞不同，它可以长生不老，成倍数疯长。于是有种说法坊间流传——用饥饿疗法"饿死"肿瘤细胞。肿瘤细胞能不能被"饿死"？应该由临床观察来回答。临床发现，试图通过减少营养摄入限制肿瘤生长的努力是徒劳无益的，饥饿疗法不仅无助于病情改善，相反会造成营养不良，降低机体免疫力。

　　如何让患者尽量摄入满足自身需要的营养，减轻治疗中的副反应，或者增加对副反应的耐受力，是肿瘤治疗中不可或缺的关键环节。如何通过膳食营养防范肿瘤发生，更是人们关心的健康问题。

公认的肿瘤"推手"

　　"病从口入"。肿瘤的发生固然有多重因素，不良饮食行为习惯无疑是公认的肿瘤"推手"。我们以消化道为例，看看目前公认的肿瘤危险因素有哪些。

口腔癌危险因素：食物过热、过冷；喜食麻辣烫；长期过量饮酒等。各种刺激频繁伤害到口腔黏膜，导致口腔慢性炎症引发癌变。

食管癌危险因素：吃过热、过烫、过于粗糙的食物，吃饭狼吞虎咽，伤害食管黏膜；喜食腌制、熏制食品；食用霉变、污染食物；少吃或不吃蔬菜、水果、豆制品，缺乏维生素矿物质等。食管是输送食物和水分的通道，从出现增生到吞咽困难，有的仅仅几个月！

胃癌危险因素：喜食熏烤食品；食用霉变、污染食物；食品质量差、过于粗糙；感染幽门螺旋杆菌；常吃香肠、火腿及泡菜、咸鱼、咸肉等腌制食品；生气时吃饭或吃饭时生气，是引发胃癌的"重量级因素"。

胰腺癌危险因素：饮食结构以高脂肪高蛋白食物为主；暴食暴饮等。号称"癌中之王"的胰腺癌死亡率高达99%，而90%的人发现时已进入中晚期。

肝癌危险因素：经常食用霉变的大米、花生、玉米等受黄曲霉毒素污染的食物；饮水不洁；乙型、丙型肝炎。

结肠癌、直肠癌危险因素：偏好高脂、油腻食物；"食不厌精，脍不厌细"，膳食纤维严重缺乏等。

还有一些共同的诱因：酗酒不光诱发肝癌，也是胃癌、肠癌、食管癌的"元凶"；吸烟不仅诱发肺癌，也是胰腺癌、食管癌的"罪魁"。还有一个危险来源——食材在烹调加热时产生的有害物质。油温超过300℃，即使烹饪时间很短，也会产生大量致癌物苯并芘。加热时间越长，加热温度越高，产生的有害物和致癌物就越多。无论是炒菜产生的油烟，还是烤肉散发的烟气，都是强致癌物质。

说来有意思，国人在生活贫困的过去，出现肿瘤的部位多是上消化道，如食道癌、胃癌；而到了生活富裕的现在，出现肿瘤的部位下消化道增多，如胰腺癌、结肠癌、直肠癌。下消化道肿瘤也是一种"富贵病"。

营养支持：身体受益 > 肿瘤受益

在肿瘤发生发展的进程中，营养素的影响作用十分明显。均衡营养与合理膳食有助于阻断或逆转癌变进程，即使肿瘤细胞已经形成，病情已经进入恶变期，良好的饮食营养仍然是支持临床治疗的关键。营养支持使身体受益大于肿瘤受益，无疑，患者应该也必须保证充足的营养。

足够的能量 肿瘤患者大多存在能量营养不良，加之放化疗产生的食欲减退等副反应，更需要保证充足的能量来坚持治疗。患者能量摄入每天每千克体重84–126千焦（20–30千卡），总能量不低于5020千焦（1200千卡）。

优质高蛋白 蛋白质是细胞组织的修复材料，缺乏蛋白质，身体损伤就得不到修复。患者进行放化疗杀死肿瘤细胞的同时，体内正常细胞也会受损，修复这些损伤细胞尤其需要优质蛋白。蛋白质摄入每天每千克体重1.2克，并以容易消化的优质蛋白为主。

充足的碳水化合物 碳水化合物的特点是易消化、好吸收，是理想和安全的能量提供者。肿瘤患者应多吃谷类，减少高脂食物。主食摄入量因人而异，每天可达 300-400 克。

适量的膳食纤维　一些膳食纤维具有排泄致癌物和重金属污染物的作用，如海带、木耳、紫菜、红薯、裙带菜、玉米皮之类。又由于放疗期间易出现便秘，膳食纤维的摄入量不少于每天 30 克。但对出现呕吐、腹泻的化疗患者，膳食纤维不宜多食。

丰富的维生素矿物质　β-胡萝卜素、维生素 E 帮助身体增加抗氧化的能力。维生素 C 阻止致癌物亚硝胺合成，还能降低苯类化合物和某些重金属物质的毒性，是重要的抗癌抗污染营养素。硒防癌抗衰老，调节机体免疫功能；锗诱发机体产生干扰素；镁提高 T 淋巴细胞的杀伤力；锌和钼阻断亚硝胺类致癌物在体内合成；钙可以让进入骨骼的铅污染保持"不活动态"，减少对人体的危害。

补充水分　水是排泄有害物质的载体，大量补水有利于加快肿瘤毒素排出。鼓励患者每天至少饮水 1500 毫升，也可用鲜榨蔬果汁、绿茶补充水分。

放化疗期间食物选择

宜食食物：牛奶、鸡蛋、瘦肉、鸡肉、豆腐、鱼、虾、新鲜蔬菜

放疗期间软饭食谱举例

餐次	食物和用量
早餐	牛奶（200 毫升）、米粥（50 克）、煮鸡蛋 1 个、鲜肉小包（50 克）
加餐	红豆羹（红豆 15 克、糖 5 克）
午餐	米饭（大米 100 克）、茭白炒鳝丝（茭白 50 克、鳝丝 100 克）、香菇菜心（干香菇 2 克、菜心 150 克）、猪蹄黄豆汤（带骨猪蹄 150 克、黄豆 10 克）
加餐	酸奶（120 毫克）
晚餐	米饭（大米 100 克）、清蒸甲鱼（甲鱼 100 克、香菇 2 克）、炒生菜（生菜 150 克、烹调油 5 克）、冬瓜汤（冬瓜 50 克）

化疗期间正常饮食食谱举例

餐次	食物和用量
早餐	粥（大米 100 克）、果酱面包（面包 60 克、果酱 25 克）、鸡蛋 1 个
加餐	血糯米粥（血糯米 50 克、糖 5 克）
午餐	米饭（大米 100 克）、水煮虾（虾 100 克）、萝卜卷心菜（萝卜 25 克、卷心菜 150 克）、红烧鸭块（带骨鸭块 150 克）、番茄汤（番茄 25 克）、烹调油（7.5 克）
加餐	酸奶（125 毫升）
晚餐	米饭（大米 100 克）、清蒸鲈鱼（鲈鱼 100 克、香菇 2 克）、肉末豆腐（瘦肉末 40 克、豆腐 150 克）、花菜炒蘑菇（花菜 100 克、蘑菇 20 克）、烹调油（7.5 克）

和水果等。

禁用食物：

（1）过冷、过热食物及饮料，羊肉、狗肉等热性食物。

（2）刺激性食物及调料，如辣椒、胡椒、咖喱粉、薄荷、酒类、浓茶、咖啡、可乐等。

（3）含纤维素过多、坚硬不易咀嚼的食物，如粗制麦片、麸皮面、苜蓿、韭菜、竹笋等。

营养障碍有对策

目前除手术外，放疗、化疗是肿瘤治疗中的常用手段，对许多肿瘤都有较好的疗效。但无论放疗还是化疗，在杀灭肿瘤细胞的同时不可避免地伤到正常细胞，也都会对人体带来一定的副反应，造成不同程度的饮食障碍。不解决这些问题，患者必须的营养支持就得不到保证，治疗也就难以顺利完成。肿瘤患者的营养障碍及其对策主要有：

食欲减退　对策：①少量多餐，进食次数不限，想吃就吃，鼓励多吃。②经常变换烹调方式，增加食物色、香、味、形，软硬结合，干稀搭配。③适量采用开胃品，如山楂、食盐等。④避免过甜和过于油腻，以防降低食欲。

味觉改变　针对患者变得怪异的口味，想方设法让食物增加吸引力。对策：①不用或少用苦瓜、芥菜等苦味重的食物，尝试用糖来增加甜味，用柠檬来增加酸味等。②依据患者对咸淡的感受调节食盐用量。③变换烹饪方法促进食欲。

恶心呕吐　对策：①生姜切片口嚼。②饮食清淡，适量选用酸味食物。③避免一次大量喝饮料，或冷食与热食同时摄入，减少对胃肠的刺激。④治疗前 2 小时不进食。⑤呕吐严重的，在医生指导下服用止吐剂或静脉补液。

口腔溃疡　对策：①少量多餐，掌握好食物的温度、浓度和进食速度。②黄瓜去皮榨汁饮用，缓解溃疡。③西瓜皮凉拌或泡茶饮用，或者切片贴于溃疡处。④严重者采用肠内肠外营养制剂。

在肿瘤的营养治疗上，不仅要考虑食物的营养成分，更要考虑如何被患者愉快地接受。鼓励患者通过口腔多进饮食，减少不必要的静脉输液，以增强体质战胜病魔。

肿瘤预防：调整、减少和增加

对付肿瘤，早发现不如早预防，被动预防不如主动预防。肿瘤的发生与营养因素关系密切，防范肿瘤的营养措施尤为重要。

调整：调整膳食结构，什么都吃，什么都吃得适量，尽可能挑选丰富多样的新鲜食材。

营养防病治病的道理说千道万，精髓只有两个字——"均衡"。预防肿瘤要从调整膳食整体结构入手，营养力求多样化，食材品种多些、再多些。营养防病治病的核心是"数量"和"比例"，过多或缺乏都有可能诱发疾病。结论是什么都吃，什么都吃得适量才行。如果大量地持续地摄入少数几种自以为安全的食物，反而可能使相同致癌物、污染物长期累积。选购多品种、多产地、多种加工方式的食物，有可能分散风险。品种多样，数量适宜，比例恰当的食物配餐，是符合所有营养性疾病的治疗准则。

减少：减少食物中致癌物、致癌前体物质的摄入，尽量选择加工程度低的原汁原味食材。

预防肿瘤应避免长期过量食用某些食物或调味品。比如，嫩肉粉、松肉粉、腌肉料、酱肉料、蒸肉米粉、烧烤调料等可能含有致癌前体物质亚硝酸盐；淀粉类食材超过120℃高温烹制，容易产生疑似致癌物丙烯酰胺，而炸薯片、炸薯条是丙烯酰胺含量较高的食品；肉类、鱼类脂肪呈现不完全烧焦状态时，会产生强烈致癌物；可乐饮料含焦糖色素等疑似致癌物；偏爱白面包、白馒头、白米饭、糕点小吃零食之类，隐含其中的致癌物或致癌前体物可能让人增加患癌的危险。

自己动手烹制一日三餐，能感受天然食物新鲜纯正的味道，也能保留更多的营养物质和保健成分，却要付出劳动和时间。追求美味、方便、快捷，外出就餐或偏爱加工食品，却要牺牲天然食物的健康特质。这是很矛盾的事情。但是，在生命和健康面前，我们鼓励消费者摒弃过分追求口感、色泽、形状的种种理由，尽可能接受食物的天然特性和自然品质。

增加：增加保护性、预防性营养素和具有抗癌生物活性食物的摄入。

（1）有机硫化合物　具有很强的杀菌作用、免疫增强和抗癌效应。其中，异硫氰酸盐主要食物来源：西兰花等十字花科蔬菜。二烯丙基硫化物（蒜素）主要食物来源：生大蒜（4 克/千克）、生葱等。

（2）萜类化合物　抗氧化、延缓衰老，预防癌症等慢性病。主要食物来源：柑橘、柠檬类水果，辣椒、茄子、番茄等茄科蔬菜，西葫芦、苦瓜等葫芦科蔬菜，黄豆等豆科植物和香料等。

（3）花青素　天然抗氧化剂，多酚类天然色素，保护血管弹性，延缓衰老，抗肿瘤。主要食物来源：紫葡萄皮、葡萄籽、蓝莓、桑葚、紫甘薯、紫甘蓝等。

（4）胡萝卜素　目前发现的类胡萝卜素有 600-700 种。其中 β–胡萝卜素、玉米黄素、辣椒红素、叶黄素、枳橙黄素等具有抗氧化消除自由基，抑制化学物致癌的作用。主要食物来源：木鳖果（每百克含 83 毫克）、螺旋藻、枸杞子、西兰花、绿茶、胡萝卜、沙棘、芒果、柑橘、南瓜、红瓤甘薯等。最有利于胡萝卜素吸收的烹饪方式是和肉一起炖。

（5）番茄红素　类胡萝卜素的一种，有独特的抗氧化活性，阻止癌变进程，降低癌变风险。主要食物来源：番茄、番茄酱、西瓜、木瓜、番石榴、葡萄柚等。

（6）酚类化合物　清除体内多余自由基，抗氧化、抗辐射，抑制癌细胞生长合成。主要食物来源：一是茶多酚，绿茶、乌龙茶作用更强。风行市面的茶饮料只是一种"茶味饮品"，同其他类似工业化产物一样，制作过程中不可避免地会减少或改变某些天然成分，营养保健效果与天然茶叶相差甚远。二是异黄酮，黄豆等豆科植物含量丰富。

（7）植物多糖　具有清除有毒物质、致癌物质、放射性污染的明显功效和免疫调节力。主要食物来源：香菇多糖、海藻多糖、银耳多糖、枸杞多糖、茯苓多糖、金针菇多糖等。

（8）益生菌　乳杆菌、双歧杆菌及其代谢产物有活化免疫细胞，抑制肿瘤等作用。主要食物来源：发酵乳等。

（9）低聚糖　通过增强免疫功能抑制肿瘤生长。主要食物来源：大豆、玉米、虾蟹甲克质类动物外皮。

需要指出，食物毕竟不是药物，营养对抗肿瘤的作用是有限的。况且我们讲的营养效用，不是只看某种单一食物，而是多种食物营养素的组合。对所谓抗癌食物无须迷信和神话，一个"调整"、一个"减少"、一个"增加"，三者优化组合，降低癌症风险的作用自然强化。

天然抗癌药——蔬菜水果

多吃新鲜的蔬菜水果可以预防肿瘤，早已成为不争的事实。我们看到，挑食偏食的小孩子不喜欢吃蔬菜，众多男性朋友很少吃水果，这等于丢弃了防范肿瘤的一道重要而经济的防线。

　　五颜六色、形状各异、口味不同的蔬菜和水果，同其他食物相比，含有更多的维生素、矿物质、纤维素和有助于防癌抗癌的活性物质。比如蔬菜叶绿素抗污染、抗突变；生姜、咖喱中的姜黄素防癌抗癌；芦笋、鲜枣里的芦丁对抑制肿瘤有一定作用。维生素 C 阻断亚硝酸盐在体内转变成致癌物亚硝胺。维生素 A 阻止致癌物与细胞 DNA 结合，修复损伤 DNA。微量元素硒有很强的抗癌能力。鼓励多吃具有抗癌生物活性的蔬菜水果，增加一重保险系数。

　　预防肿瘤不可一日无菜。蔬菜吃多少好？每天 500 克，保证中午一盘菜，下午一盘菜。存放 7 天的蔬菜，维生素 C 至少损失 50%。脱水蔬菜有纤维素没有维生素 C，只有新鲜的蔬菜和水果才是食疗保健的"天然药物"。

　　十字花科蔬菜是抗癌蔬菜的首选，这些最平凡的蔬菜里含有最不平凡的营养。我国盛产十字花科蔬菜，如紫甘蓝、西兰花、芥菜、萝卜、白菜、卷心菜、花菜（俗称菜花）等。正确的烹饪方法可以让抗癌活性物质充分发挥效用；错误的烹饪方法不仅不能发挥蔬菜的营养和抗癌效用，相反还可能引发致癌危险。那么，十字花科蔬菜怎样吃抗癌效果最强？

　　（1）洗菜无须浸泡太久，切好之后立马下锅。蔬菜切碎后在室温下放置 6 小时，抗癌成分损失 75%以上。

　　（2）蔬菜中异硫氰酸类物质容易挥发，见热就跑。烹饪时尽量短时加热，保持抗癌物质的高效状态。经过烧烤油煎的蔬菜，破坏了维生素和抗癌物质的活性不说，反而产生强烈致癌物 3.4 苯并芘，这一貌似聪明实则愚昧的吃法实应摒弃。

（3）生吃蔬菜应细细咀嚼，让抗癌活性物质充分释放。将各样蔬菜混搭调拌，颜色越丰富功效越显著。

（4）久煮的蔬菜抗癌活性成分流失，蒸菜、炒菜比煮菜能保留较多的抗癌物质。要想祛除蔬菜草酸或担心农药残留，可以在沸水里快速焯一下。

（5）用新油炒菜，避免使用煎炸加热过的油脂。换一个厚底炒菜锅，在油烟明显产生之前放菜。开火的同时打开抽油烟机，烹饪完成后也不要马上关掉，以便将油烟彻底排净。

话题延伸

肿瘤是一种慢性病，防治肿瘤需要知识，更需要勇气和毅力。无论医生或营养专家都是民众健康的保护者，面对生老病死，我们的愿望是让大家每天都生活在自信和快乐中，而不是生活在担忧和恐惧里。

一、"中晚期癌症治不治都一样"，错

早在 1981 年世界卫生组织就指出，40%的癌症是可以预防的。2006 年世卫组织进一步指出，大约 1/3 的癌症可以预防；1/3 的癌症通过早发现、早治疗可以治愈，5 年内不再复发；1/3 的癌症经过适当治疗可以延长患者生存期，提高他们的生活质量。比如乳腺癌、肠癌，早期治愈率为 90%，即使发展到 Ⅱ 期，治愈率也可达到 70%-80%。

二、改变生活方式是最好的防范

每个人体内都存在两种基因——癌基因和抑癌基因。人体免疫力足够好时，前者弱、后者强，不发生癌变；免疫力下降，生活方式又不健康，前者强、后者弱，就有可能发生癌变。防癌抗癌的第一要素永远是：均衡营养+适量运动+防范措施。

消化道肿瘤大多是环境因素为主的肿瘤。避免高盐饮食、霉变污染和焦煳食物，少吃腌制、烟熏、烤制、煎炸食物，不吸烟不饮酒，并搞好食物的储存与保管、加工与制备，就能有效预防。

HPV病毒感染引发宫颈癌。这个病毒有个致命缺陷——离开人体几十分钟就会失活，是个"短命鬼"。勤洗澡、勤换衣，避免"两早一多"（过早发生性关系、过早生育和多个性伙伴），注射疫苗等，就能预防感染。即使已经患病也有多种治疗办法，宫颈癌是可防可治的。

染发剂隐含致癌物，染发是最易引起淋巴瘤的生活行为。弄清了这一诱因，接下来的预防措施就好办了——少染发、不染发就是最好的预防。

生活里不乏这样的现象：儿女每回家看望一次父母，父母便接连吃几天剩饭菜。剩饭菜累积的亚硝胺致癌物在一定条件下促成消化道癌变。防范其实很简单——饭菜吃多少做多少，吃不完倒掉，尤其不吃"隔夜菜"。这样看似浪费，实则减少了患病风险，节约了医疗费用。

白领女性流行西方化的生活方式，是诱发乳腺癌等肿瘤的危险因素，比如吸烟，吃洋快餐，面对电脑久坐少动，加班熬夜，过夜生活，竞争带来负性情绪得不到释放宣泄，"丁克族"拒绝妊娠生育等。预防肿瘤就要改变这种生活方式，学会给自己减压，让生命之舟变轻。

肝炎医学营养治疗

　　肝不像肺那样与外界直接相通，而是被前后左右的脏器、膈肌、胸壁、肋骨严严实实保护着。肝脏的血液循环也比其他器官丰富得多，除了有动脉、静脉之外，还多了一套营养运输专线——门静脉系统，仅此就足以说明肝脏在人体的重要地位。

　　在我国，少说也有超过 1 亿人群正在遭受乙肝病毒慢性感染，其余甲、丙、丁、戊型肝炎患者也不鲜见。中国之所以被冠以"肝病大国"，重要一点在于国人缺乏维护肝脏健康的意识。

最大的消化腺

肝脏是人体最大的消化腺。

　　"腺"是个医学名词，是指能分泌某种体液的组织，如分泌乳汁的乳腺、分泌汗水的汗腺等。肝脏分泌的体液是胆汁，胆汁是肉食和油脂的消化液。

从外表看，胆汁是蓝绿色的略带黏性的液体，里面有胆汁酸、胆盐、胆碱、胆色素等成分。肝脏每天分泌大约两茶杯胆汁（1000毫升），帮助乳化和水解脂肪——将大分子脂肪弄碎，再让脂肪酶把它们消化掉。

不光如此，我们吃进去的几乎所有的营养物质，在经过了胃肠道"粗略"地消化吸收后，还必须通过门静脉运送到肝脏再加工，把它们变成人体自身的能量和结构材料。换句话说，只有经过肝脏合成、分解、转化、储存后的食物营养，才能真正"为我所用"。

最重要的解毒器官

肝脏是人体最重要的解毒器官。

我们每天吃饭，食物在体内氧化代谢所产生的物质有些是有害的，比如蛋白质经人体消化吸收最后分解出氨，氨就是有害物质，需要肝脏来清除。我们吃药，西药也好，中药也好，"是药三分毒"，药物毒性成分也靠肝脏来解除。

肝脏有丰富的巨噬细胞，不断把体外进来的、体内生成的毒素化解处理掉，再经肾、肺、肠道排泄出去。肝脏功能减弱了，处理不了那些毒素和废物，日积月累就会让人生病。

肝脏是"沉默的器官"，任劳任怨地为人体健康操劳，一般不会发泄"怨气"。等到肝脏发泄"怨气"（出现症状），病情就比较严重了。

肝脏是人体健康、生命常青的"大功臣"，你有理由亏待它吗?

细说病因须提防

肝脏很重要，它所处的位置四通八达，寄生虫、原虫、微生物、细菌、病毒都喜欢跑到肝脏里去找吃的、找喝的、找住的地方，肝脏很容易受感染。

病毒感染　病毒是一种形体微小、结构简单的病原微生物，放到几万倍几十万倍的电子显微镜下才能看清它的真面目。病毒虽小，本领却大得很，它能钻进人体细胞生长繁育起破坏作用。病毒最大的本事是复制，一个复制周期下来，1 个感染细胞可释放的病毒数为 100-1000 个。病毒的另一个厉害之处是变幻无常，让人措手不及。小病毒难对付，一般抗生素对付肝炎病毒无可奈何。

肝炎病毒侵入人体后首先侵犯肝细胞，引起肝细胞充血水肿直至坏死，阻塞胆汁分泌和排泄，损害肝脏功能。急性病毒性肝炎传染性很强，传播途径也很复杂：病人的排泄物、唾液、汗液、乳汁、羊水、精液、胆汁可以传播，食物、水源可以传播，昆虫叮咬可以传播，采血、输血可以传播，针灸、注射、拔牙、文身、内窥镜乃至肢体密切接触也可以传播。控制病毒传播途径，是有效防范病毒性肝炎的关键一环。

有毒化学物和食品污染　前者如甲醛和苯，后者如黄曲霉毒素、亚硝胺等。降糖药、降压药、感冒药、中成药使用不当，也会损害肝脏。

酒精中毒　酒精进入人体，需要肝脏完成 90% 以上的代谢，饮酒不仅增加肝脏负担，而且酒精毒素同肝炎病毒作用叠加，使受损肝脏雪上加霜。酒精与肝硬化、肝癌有着割不断的联系。临床显示，乙型、丙型肝炎患者饮酒，出现肝硬化分别提前 10 年和 8 年，出现肝癌分别提前 9 年和 10 年。有人如此说：饮酒的人不是嘴巴在喝酒，而是肝脏在喝酒。

营养不良　成年人的肝脏约重 1.5 千克，占人体总重量的 1/40，在肝脏里发生的生化代谢至少有 500 多种。肝脏是人体新陈代谢最旺盛的器官，自身需要丰富的营养供应。营养不良直接引起肝细胞受损，使肝脏遭受感染的可能性大增。

急性期：减少肝损伤

急性病毒性肝炎分为甲、乙、丙、丁、戊、庚几种类型，病原体分别是甲、乙、丙、丁、戊、庚型肝炎病毒。在病毒性肝炎的急性期，大量肝细胞坏死导致肝功能下降，合成蛋白质的能力随之减弱，白蛋白减少，球蛋白升高，引起水肿和贫血。肝功能受损使胆汁淤积，合成胆固醇受阻，好胆固醇（高密度脂蛋白胆固醇）降低；糖（碳水化合物）利用率下降，糖原储存锐减，维生素和微量元素吸收利用减少，肝内脂肪聚集，发生脂肪肝的可能性增大。

急性病毒性肝炎的营养治疗，以减轻肝负担，减少肝损害，促进肝细胞再生为目标。蛋白质是促进肝细胞修复再生的重要原料，充足优质的蛋白质有利于减轻肝内炎性细胞浸润,改善肝功能。

注意:少吃多餐,干稀搭配,清淡易消化;饮水和饮用新鲜蔬果汁,促使黄疸消退;严格禁烟禁酒,禁用刺激性食物和调味品。

病毒性肝炎急性期低脂高蛋白半流质食谱举例

餐次	食物和用量
早餐	稀饭(大米 50 克)、馒头(50 克)、豆腐脑
加餐	牛奶(200 毫升、糖 15 克)、面包(30 克)
午餐	面条(面粉 50 克、番茄 100 克)、蒸蛋羹(鸡蛋 50 克)
加餐	鲜果汁(200 毫升)
晚餐	去油肉汤煮稀饭(大米 50 克)、花卷(面粉 50 克)、炖白菜(白菜 100 克)
加餐	藕粉(30 克、糖 15 克)

低脂高蛋白软饭食谱举例

餐次	食物和用量
早餐	小米粥(小米 20 克)、红枣糕(面粉 20 克、大枣 50 克)、蒸蛋羹 1 个
加餐	蜂蜜水(蜂蜜 20 克)、面包(30 克)
午餐	软米饭(大米 100 克)、烧莴笋虾仁(莴笋 200 克、虾仁 2 克)、拌黄瓜(黄瓜 100 克)
加餐	煮水果(水果 150 克)
晚餐	稀饭(大米 50 克)、番茄烩豆腐(番茄 100 克、豆腐 100 克)、蒸饺(面粉 150 克、瘦肉 100 克、胡萝卜 150 克)

缓解期:促进组织修复

病毒性肝炎缓解期营养治疗,以促进肝组织修复,增强人体免疫力为目的。膳食以高蛋白高维生素软食为主，并根据肝功恢复情况调整能量和蛋白质的摄入量。

（1）能量摄入，轻体力活动者每天84-126千焦（20-30千卡）/千克体重，中度体力活动者每天126-147千焦（30-35千卡）/千克体重，卧床者每天84-105千焦（20-25千卡）/千克体重。

（2）蛋白质每天1.5-2克/千克体重，其中一半以上应选择奶制品、鱼、瘦肉等优质蛋白食物。注意动物蛋白与植物蛋白混合食用，优势互补。

（3）糖能促进氨基酸利用和肝脏组织修复，增加肝糖原合成与储备，提升肝细胞的解毒能力。摄入碳水化合物总量每天300-400克，以谷类主食为宜，少吃甜食以免影响食欲。

（4）各种维生素摄取充足，有利于肝细胞修复，提高机体免疫力。多吃蔬菜水果，必要时使用维生素制剂。

（5）每天进食4-5餐，减轻肝脏负担。腹胀时避免食用豆浆、牛奶等产气食物。禁用油炸、霉变、刺激性食物。食物新鲜易消化，在坚持营养治疗的前提下尽可能兼顾患者的口味喜好。

病毒性肝炎缓解期食谱举例

餐次	食物和用量
早餐	脱脂牛奶（200毫升）、花卷（面粉50克）、煮鸡蛋1个、拌黄瓜（黄瓜100克、橄榄油少许）
加餐	水果150克
午餐	米饭（大米150克）、肉丝笋片（瘦肉丝50克、莴笋100克）、冬瓜香菜汤（冬瓜50克、香菜少许）
加餐	面包30克
晚餐	小米粥（小米25克）、软饼（面粉50克）、瘦肉芹菜豆腐丝（瘦肉50克、芹菜丝150克、豆腐丝25克）

全天烹调用油20克。

慢性肝炎：防肝功衰减

当肝细胞炎症和肝细胞坏死持续 6 个月以上，就演变成为慢性肝炎。此时，一些人仅有轻微疲乏和食欲缺乏而无其他不适，便放松了警觉。应该了解，慢性肝炎是一种全身性疾病，影响全身器官的正常功能和代谢，此话并非危言耸听。

慢性肝炎引起肝脏损伤，导致多种营养素代谢紊乱，后果很严重：糖代谢紊乱引起糖耐量降低、胰岛素抵抗；脂代谢紊乱引起甘油三酯升高；蛋白质代谢紊乱引起酶活性异常，凝血机制发生障碍，血氨升高，易出现肝性脑病。由于肝脏功能减弱，对营养的吸收和转运、储存和利用都会出现障碍。为避免病情恶化，提防可能出现的肝硬化、肝癌，对慢性肝炎坚持治疗是必须的。

慢性肝炎营养治疗的目标是，通过摄取适宜的能量和营养素，减轻肝脏负担，促进肝组织和肝细胞的新生与修复，防止肝功能进一步衰减。

食物选择

宜食食物

（1）含支链氨基酸丰富的动物蛋白，如鱼、虾、去皮鸡鸭、海产品、牛奶等。

（2）可提供优质蛋白的大豆及其制品，如豆浆、豆腐、黄豆芽等。

（3）维生素丰富的蔬菜水果和干果。

慢性肝炎高蛋白高维生素软食食谱举例

餐次	食物和用量
早餐	瘦肉粥（大米 50 克、瘦猪肉 50 克）、煮鸡蛋 1 个、芝麻花卷 1 个（面粉 50 克）、酱豆腐（豆腐 100 克）
加餐	脱脂牛奶（200 毫升）、烤面包（50 克）
午餐	软米饭（大米 100 克）、柿子椒溜猪肝片（柿子椒 50 克、猪肝 100 克）、甜豆虾仁（甜豆 100 克、虾仁 50 克）、番茄青菜汤（番茄 50 克、青菜 50 克）
加餐	纯鲜橙汁（250 毫升）、红豆沙（红小豆 50 克、糖 10 克）
晚餐	软米饭（大米 100 克）、清蒸鲈鱼（150 克）、香菇菜心（香菇 50 克、青菜 150 克）、海带小排汤（海带 50 克、小排 50 克）

忌食食物

（1）油炸类食品，如油条、油糕、油炸薯条、油酥点心等。

（2）高脂食品和加工肉类食品，如多于 250 毫升的全脂牛奶、奶油、黄油、肥牛肉、肥猪肉、肥羊肉、香肠、火腿、肉干、咸鱼、油浸鱼、蟹黄等。

（3）强烈刺激性食物和调味品，过酸、过辣及怪味食品，霉变食品，含防腐剂、着色剂的食品。

（4）各种酒类。

（5）其他：生鸡蛋增加肝脏负担，使肝功能衰弱者可能出现氨中毒、肝性脑病。生姜腐烂以后产生毒性很强黄樟素，可能促使肝细胞变性。可能含有重金属的食物。

话题延伸

一、慎用药物就是对肝脏的保护

肝病患者治病吃药，无疑会加重肝脏负担。这是因为，药物和食物一样都要在肝内进行生化代谢，一系列生化代谢的过程等于打了一场"化学战"，难免伤害到肝脏，如同"投鼠忌器"一般。防止肝损害，谨慎用药、合理用药很重要。老年人和肝炎患者肝脏的储备功能、代谢功能、应激能力已经衰弱，盲目用药损伤肝脏的机会比中青年和健康人大得多。年老多病者就医看病，各科医生会针对不同疾病开出不同药品，加起来用药量就大了。应告诉各科医生自己正在吃的药，再请老年科医生帮助剔除可吃可不吃的药，做到治病同时不添病。

慎用药物就是保护肝脏。肝炎患者应每年做一次肝脏 B 超，每半年检查一次转氨酶、转肽酶，在医生指导下调整用药。

二、避免黄曲霉毒素危害

黄曲霉毒素是一种毒性与致癌性极强的物质，是黄曲霉和寄生曲霉的代谢产物。它能迅速污染花生、花生油、花生酱、玉米、大米、豆类、薯干、干果（核桃、杏仁、榛子等）、乳类、动物内脏、干咸鱼、剩饭菜。有病案显示，食用黄曲霉毒素污染的大米引发肝癌，时间最短的仅有 6-7 个月！说黄曲霉毒素堪比砒霜，并不离谱。爱护肝脏不要食用霉变食品，对色泽不均、长出霉斑、嗅出霉味、尝出异味的食物，不食不买。控制好食品水分、储存温度和通风条件，黄曲霉产毒的机会大幅度降低。

三、医生眼中的"酒文化"

"好兄弟，干一杯，我不醉不归"。各种饮宴饭局上，饮酒成了一种习俗，一种消遣，一种感情沟通方式。但在健康面前这些都不能成为理由，酗酒、醉酒本身就是病。

病毒性肝炎的病原体是病毒，病毒直接对肝脏造成伤害。在病毒伤肝的过程中，酒精起着推波助澜的作用，不光加重肝负担，还可能导致肝脏癌变。酗酒等于强迫肝脏加班，对肝脏造成的损害是不可逆转的。

有一个公式帮助我们计算和控制饮酒量：

饮酒量（毫升）×酒精浓度%×0.8=酒精克数。

中华医学会公布了酒精性肝病的诊断标准，其中指出：每天饮用100毫升白酒（相当于40克乙醇），5年后必定发生酒精性肝病；如果把这个量增加到400毫升，几个星期就会引发急性酒精性肝病。

多年从事肝癌临床研究的复旦大学附属中山医院杨秉辉教授说过一段话：随着经济的发展，人际间的交往日益频繁，可惜在相当一部分人中交往的主要形式就是喝酒，而且要喝到一醉方休。各地有各地的"酒文化"，无非就是一些强人喝酒的办法罢了。常常听说"宁愿胃上长个洞，不要感情一条缝"，为什么非要胃上长个洞才能感情没条缝呢？依我看，这样下去，胃上倒不一定长个洞，肝脏肯定中了毒。为什么要牺牲健康才能有感情呢？我想，这绝不是文化，绝不是一种文明的生活方式。但愿我们的人民大众能够理解这一点。

引用杨秉辉教授的这段话，无非想告诉大家，目前医学界对病毒性肝炎还没有特效治疗的手段，不坚决戒酒却奢谈控制病情，无异于痴人说梦。

慢性肾衰医学营养治疗

肾脏是一个具有多种功能的器官，肾脏健康，机体内环境稳定，人就精力充沛。肾脏又是一个静默的器官，我们常常感觉不到它的存在。等到有一天感觉到它的存在时，它可能早已"伤痕累累"。

肾功能不全的三个时期

肾小球滤过率是衡量肾功能好坏的指标。一旦肾单位遭到破坏，肾小球的滤过功能必然受损，当肾小球滤过率下降到正常水平的 15% 以下时，体内就会出现严重的内环境紊乱，代谢废物滞留，酸碱平衡失调，继而危及生命。

急性肾炎治疗不及时、慢性肾小球肾炎、慢性肾盂肾炎、继发性肾炎、高血压、糖尿病、痛风等疾病，都可能导致慢性肾衰。肾衰竭表现为三个时期，或三种程度。

肾功能不全代偿期是第一个时期。这个时期，患者病情较轻，仅有肾脏疾病的一般表现，如厌食、恶心、呕吐、腹泻、夜尿增多等。

氮质血症期是第二个时期。这个时期，患者出现少尿或血尿、乏力和贫血等。当肾脏浓缩和稀释功能受到严重阻碍，膳食又摄入过多的钠和水，就会形成潴留引起水肿。当肾小球滤过率降低，肾小管功能减退，代谢产物硫酸盐、磷酸盐等酸性物质在体内潴留，就会出现酸中毒。

尿毒症是第三个时期。这个时期的症状最为凶险，可能爆发肺水肿、心力衰竭、肾性骨痛等。褐黄色面容，是尿毒症患者特有的标志，这是由于贫血及黑色素沉着造成的。皮肤瘙痒和皮炎，是尿毒症患者常有的症状，这是尿素析出皮肤形成尿素霜的结果。

肾脏与营养代谢息息相关，肾衰带来一系列营养紊乱，不仅蛋白质、脂肪、碳水化合物"三大产能营养素"代谢受到干扰，而且人体需要的多种重要矿物质钾、钙、磷、镁也会出现代谢紊乱。可以这么说，医学营养治疗是保护患者残存肾功能、延长生存期的关键。

蛋白质少而精

人体细胞在分解蛋白质时产生含氮代谢物，尿素、肌酐、胍类和多胺等，肾脏不停地制造尿液用来排除它们，蛋白质吃得多，含氮代谢物生成就多，肾脏负担就重。慢性肾衰患者已经不能将含氮代谢物顺利排出，如果再进食高蛋白膳食，无异于让残存肾单位"过劳死"。

相反，进食低蛋白膳食，减少含氮废物的生成，减轻肾脏负担，就能延缓肾脏硬化进程。

高生物价低蛋白膳食是慢性肾衰患者的首选，蛋白质摄入必须"少而精"。

何谓少？每天每千克体重 0.6–0.8 克。1 个鸡蛋、50 克瘦肉、250毫升牛奶，约含蛋白质 8 克，可以此计算不同体重的人应该吃多少蛋白质。或者接受营养医生指导，根据病情轻重变化和肌酐清除率，分别采用低蛋白膳食、低蛋白麦淀粉膳食、极低蛋白+必需氨基酸膳食、极低蛋白+α-酮酸膳食，个体化地摄取蛋白营养。

何谓精？进食牛奶、鸡蛋、鱼类、瘦肉、鸡、鸭、兔、鸽等高生物价优质蛋白。畜禽类是优良蛋白质最主要的来源，氨基酸组成更适合人体需要，也能被人体充分利用，较少产生含氮废物，特别适合肾病患者的营养需要。相反，低生物价蛋白如豆类、种子类、动物肉皮、蹄筋等，含有较多的非必需氨基酸，加重体内氨基酸失衡，尽可能不食用。

慢性肾衰患者蛋白质供给量

病程	内生肌酐清除率 （毫升）	血清肌酐 （毫克）	血尿素氮 （毫克）	蛋白质 克/天
肾功能不全	20–40	<4	<40	40–60
早期尿毒症	10–20	4–8	40–80	35–40
尿毒症	6–10	8–12	80–120	25–35
晚期尿毒症	<5	>12	>120	20

晚期尿毒症患者限制蛋白质摄入时间不能过长，1–2 周后应在医生或营养师帮助下采用其他饮食疗法。

低蛋白膳食食谱举例

例一：每日蛋白20克、能量7890千焦（1884千卡）

餐次	食物和用量
早餐	牛奶（200毫升）、玉米淀粉烙饼（玉米淀粉50克、糖20克）
午餐	面片（玉米淀粉170克）、瘦猪肉（10克）、小白菜（50克）、番茄（100克）
加餐	苹果（100克）
晚餐	玉米淀粉煎饼（150克）、蒸蛋羹1个、拌黄瓜（150克）

全天烹调用油30克

例二：每日蛋白30克、能量7880千焦（1882千卡）

餐次	食物和用量
早餐	牛奶（200毫升、白糖20克）、玉米淀粉蒸糕（50克）
午餐	米饭（大米100克）、玉米淀粉煎饼（50克）、炒青笋尖（200克）、番茄炒鸡蛋（番茄100克、鸡蛋50克）
加餐	鸭梨（150克）
晚餐	玉米淀粉馅饼（玉米淀粉150克、瘦猪肉20克、小葱25克）、小白菜粉丝汤（小白菜50克、粉丝20克）

全天烹调用油30克

例三：每日蛋白40克、能量8040千焦（1921千卡）

餐次	食物和用量
早餐	牛奶（250毫升）、玉米淀粉煎饼（50克）
午餐	米饭（大米150克）、青笋肉丝（青笋100克、瘦肉50克）、焖胡萝卜（100克）
加餐	葡萄（200克）
晚餐	玉米淀粉面片（130克）、鸡蛋50克、番茄50克、小白菜50克、黄瓜100克

全天烹调用油50克

麦淀粉膳食

由于慢性肾衰患者所需要的能量不能从蛋白质获得，甚至不能较多地从脂肪获得，85%-90%的能量由淀粉和少量米面、脂肪提供，因此，麦淀粉膳食就成了他们的主食或大部分主食。

中国人的主食主要为谷类。各种谷类虽然同属植物性食材，但含蛋白质的量各不相同。米、面含植物蛋白9%，淀粉（麦淀粉、玉米淀粉、大米淀粉、土豆淀粉、红薯淀粉等）含植物蛋白0.3%-0.6%。

麦淀粉是将小麦粉（玉米粉、大米粉、土豆粉、红薯粉亦同）中的蛋白质抽掉后剩下的淀粉，即为麦淀粉。麦淀粉食品的特点是能量高于普通面粉，蛋白质含量却远远低于普通面粉。如100克玉米淀粉可提供能量1440千焦（345千卡），含蛋白质仅1.2克。

肾衰患者用麦淀粉代替主食有什么好处？一是在坚持低蛋白饮食的情况下，保证每天充足的能量；二是在限量范围内减少劣质蛋白摄入，提高优质蛋白比例。作为主食，麦淀粉部分或全部代替谷类食物，有利于减少植物蛋白摄入和含氮废物积累，减轻肾负担，延缓肾功能恶化和并发症出现，改善蛋白质营养不良，增加身体抵抗力。

麦淀粉主食怎么吃？和普通面粉一样，麦淀粉可加工成蒸饺、煎饼、烙饼、面条，也可做成粉肠食用。

多种营养素协同配合

适量脂肪 脂肪每日占总能量30%以下，其中饱和脂肪<10%，胆固醇<300毫克。烹饪用富含不饱和脂肪酸的植物油，对预防脂代谢异常和动脉硬化有益。

低磷高钙 慢性肾衰可能出现血磷升高而血钙下降，磷酸钙在肾脏和软组织沉积引发肾硬化；同时刺激甲状旁腺功能亢进，加速骨质疏松。每天钙摄入>1000毫克，磷<600毫克。

调控钠和钾　出现水肿、高血压时，食盐量每天控制为1–3克，必要时进食无盐膳食。水肿消退、血压趋于正常后，钠盐可逐渐增加。

有些情况要特别注意：服用利尿剂或伴有呕吐腹泻时无需限制钠盐。出现高血钾症限制钾摄入，避免食用含钾丰富的蔬菜水果。可将蔬菜、水果、肉类烹制后倒掉汤汁食用，减少其中钾盐。

维生素、微量元素有增有减　慢性肾衰患者时常出现水溶性维生素缺乏，及时补充B族维生素、叶酸、维生素C十分需要。又由于患者体内维生素A有升高现象，进而刺激甲状腺激素分泌引发肾性骨病，维生素A摄入应减少。铁、锌等微量元素需补充。

充足的膳食纤维　高膳食纤维防止便秘，改善糖耐量，增加粪便中氮的排出，从而降低血尿素氮。每天膳食纤维摄入量25–30克。

低蛋白低磷麦淀粉饮食食谱举例

餐次	食物和用量
早餐	麦淀粉烙饼（麦淀粉100克、红枣50克、糖20克）、高钙牛奶（200毫升）、番茄烩冬瓜（番茄50克、冬瓜100克）
午餐	米饭（大米50克）、肉末炒粉丝（肉末50克、粉丝100克）、土豆泥（土豆100克）
晚餐	麦淀粉蒸饺（麦淀粉150克、青菜100克、粉皮50克、木耳10克）、芹菜炒鸡丝（芹菜100克、鸡丝30克）、丝瓜汤（丝瓜50克）

食物选择

宜食食物：

（1）含优质蛋白食物，如牛奶、瘦肉、蛋类、鱼类、禽类等。

（2）低蛋白高能量食物，如山药、芋头、红薯、南瓜、荸荠、藕粉、菱角、土豆、粉丝、粉条等。

(3) 含钙丰富的食物，如牛奶及奶制品、芝麻和芝麻酱、紫皮洋葱及深绿色蔬菜等。

忌食食物：

(1) 高嘌呤食物，如猪肝、牛肝、牛肾、猪脑、猪小肠、白带鱼、白鲇鱼、沙丁鱼、凤尾鱼、鲢鱼、鲱鱼、牡蛎、蛤蜊、浓肉汁、浓鸡汤、火锅汤等。

(2) 高钾食物，如紫菜、银耳、蘑菇、桂圆、豆类、墨鱼、香蕉、葡萄干、杏干等。

(3) 高磷食物，如动物类食物，未经加工的谷类、豆类，坚果类食物。

(4) 过咸食物，如咸鱼、咸菜、咸肉及各种盐腌食品。

(5) 辛辣刺激性食物，如辣椒、花椒、胡椒、咖啡、可可和酒等。

氨基酸疗法

低蛋白低磷麦淀粉饮食有助于降低血肌酐、尿素氮，好处显而易见。但是，当患者肾功能恶化后采用低蛋白饮食，已然不能保持适当尿素氮。加之患者食欲和消化功能差，对麦淀粉膳食的耐受力减弱，很难长期坚持。此时，氨基酸疗法的益处便脱颖而出。

氨基酸疗法是指在减少蛋白质摄入量的同时，采用口服或者静脉补给的方法添加必需氨基酸制剂。优点是：

（1）补充必需氨基酸，既能满足身体对蛋白质的需要，获得氮平衡；又能减少氮代谢产物，缓解尿毒症症状，使患者营养状况得以改善。

（2）通过减少磷摄入，改善钙磷代谢紊乱，在减轻钙质沉积对肾小球肾小管损伤的同时，也减少了可能继发的甲亢。

（3）缓解残余肾小球高滤过状态，减轻肾脏负担。

（4）采用必需氨基酸制剂，可以稍微放宽植物蛋白的摄入量，这在一定程度上扩大了食材的选择范围，有助于增进食欲。

采用低蛋白低磷麦淀粉饮食 1-2 周后，开始添加 9 种必需氨基酸制剂。氨基酸疗法的用量、次数、方式（口服或静脉补给）以及如何减少不良反应等，必须接受医生、营养师指导。

极低蛋白低磷麦淀粉+氨基酸疗法食谱举例

餐次	食物和用量
早餐	麦淀粉蒸饺（麦淀粉 100 克、青菜 100 克、木耳 10 克）、番茄土豆汤（番茄 50 克、土豆 50 克）
午餐	米粥（大米 30 克）、麦淀粉烙饼（100 克）、蘑菇豆腐（蘑菇 50 克、豆腐 100 克）、葱花山药片（山药 100 克）
晚餐	米饭（大米 50 克）、红烧粉丝（100 克）、丝瓜炒蛋（丝瓜 100 克、鸡蛋 30 克）

营养计算：全天总能量 8430 千焦（2015 千卡），蛋白质 20 克，口服氨基酸制剂 20 克。

α-酮酸疗法

α-酮酸疗法是指在减少蛋白质摄入的同时，充分利用血液中多余的氮，从而降低氮代谢产物，提高蛋白质合成，促进氮平衡。优点是：

（1）在坚持低蛋白膳食的基础上，通过酮酸转化补充必需氨基酸，纠正必需氨基酸与非必需氨基酸之间的失当比例，改善蛋白质代谢，克服营养不良。

2. 降低血尿素氮、肌酐，减轻尿毒症症状。

3. 减轻残余肾单位负担，改善肾功能。

4. 降低血磷和甲状旁腺激素分泌，减少钙磷沉淀对肾脏的损害。

5. 在一定程度上扩大了可选择的食材种类，促进患者食欲，增加对治疗的耐受力。

α-酮酸疗法与高能量低蛋白饮食联合制定。同氨基酸疗法一样，α-酮酸的应用方法以及同透析治疗的配合，必须在医生和营养师指导下实施。

透析疗法

肾病发展到终末期尿毒症阶段，需要进行透析治疗或肾脏移植。

透析治疗又称人工肾，适用于各种原因引起的尿毒症、重度水电解质失衡、药物中毒的病人，是慢性肾病患者可以长期依赖的血液净化疗法。透析的基本原理是通过半透膜的弥散和超滤，用人工方法清除体内氮质和其他代谢产物，使血液得到净化，保护残存肾功能，维持和延长生命。

透析有腹膜透析、血液透析。在透析过程中，随着毒性物质被排出体外的同时，也会丢失一定的蛋白质、氨基酸和水溶性维生素。为维持患者良好的营养状态，预防和减轻代谢紊乱，膳食应保证足够能量，并依据透析的方法、次数、时间长短和病情，决定补充蛋白质的数量和种类。

每周血液透析 2 次，每次 4-5 小时；或每周血透 1 次，每次 5-6 小时，蛋白质每天每千克体重 1.0 克，优质蛋白 50%以上，不吃干豆类、豆制品、坚果类食物。

每周血液透析 3 次，每次 4-5 小时，蛋白质每天每千克体重 1.2-1.4 克，优质蛋白 50%以上。

腹膜透析时，蛋白质每天每千克体重 1.2-1.5 克，优质蛋白 60%-70%以上。

随着透析次数的增多和透析时间的延长，蛋白质摄入逐步增加。对每周透析 30 个小时以上的患者，膳食蛋白无须限量。

透析治疗期间，患者可能出现厌食、恶心呕吐、腹泻便秘、蛋白质氨基酸丢失、营养不良及并发症反应，可根据患者透析方式、肾功能状况、年龄、体重、活动强度等，调整能量蛋白质摄入，变通营养治疗方案。

血透患者高蛋白软食食谱举例

餐次	食物和用量
早餐	牛奶（全脂牛奶 200 毫升、糖 25 克）、花卷（面粉 100 克）、煮鸡蛋 1 个、拌黄瓜（100 克）
午餐	米饭（大米 120 克）、清蒸鱼（120 克）、土豆烧鸡（土豆 100 克、鸡肉 80 克）、炒绿豆芽（100 克）
加餐	猕猴桃（100 克）
晚餐	米饭（大米 120 克）、炒虾仁（60 克）、肉末粉丝（肉末 50 克、粉丝 50 克）、炒白菜（100 克）

话题延伸：用药慎之又慎

　　你有这样一些习惯吗？刚一感冒，立马就吃抗生素；为了保健养生，没病也常吃中草药；为减肥瘦身，服用各种减肥药。如果你有这些习惯可要注意了，临床显示，急性肾衰竭近 1/3 源于药物影响，说白了，就是用药不合理或长期药物作用所导致。

　　许多人没有合理用药的意识，随意用药、过度治疗的现象很普遍，让原本劳累的肾脏不堪重负，为肾功能损伤埋下了隐患。慢性病患者要注意观察药物、食物与病情的变化，及时与你的医生沟通，以便调整用药，尽可能不加重肾脏负担。

血脂异常医学营养治疗

许多人对脂代谢异常不以为然，其实，高血脂是公认的"沉默杀手"，它对健康的损害是隐匿的、渐进的、全身性的，与冠心病、脑卒中、心肌梗死的发生息息相关，还是引发糖尿病、肾病、肥胖症、脂肪肝、肝硬化、胆结石、胰腺炎、眼底出血的高危因素。

沉默的杀手悄悄逼近，许多人还浑然不觉。

初识脂蛋白

我们体检时都查过血脂，但不少人对血脂的认识一头雾水。

血脂是血液中所含脂类物质的总称，主要包含甘油三酯和胆固醇。这二位脾气一样，都不喜欢水，用专业术语表示就是有"疏水性"，不能在血液中流动转运，只有被亲水的蛋白质和磷脂包裹变成脂蛋白，才能在心血管"河床"上运行。就像不会游泳的人搭乘航船，才能在江河里漂流一样。

细说起来，血浆脂蛋白是个大家族，里面住着脾气不同、性格各异的"五兄弟"，分别叫乳糜微粒（CM）、极低密度脂蛋白（VLDL）、中密度脂蛋白（IDL）、低密度脂蛋白（LDL）、高密度脂蛋白（HDL）。"五兄弟"的个头（颗粒）、体重（密度）、成分及来源各不相同，对血管作用也不一样。拿甘油三酯含量比较，乳糜微粒最高，达 80%-95%；拿胆固醇含量比较，低密度脂蛋白最高，达 50%；从引发动脉硬化和心梗的危险性比较，低密度脂蛋白是首要危险分子，极低密度脂蛋白、中密度脂蛋白则是形成动脉硬化的"帮凶"。

肝脏像"码头"，这里囤积的货物是胆固醇。高密度脂蛋白、低密度脂蛋白是装运货物的"航船"，两艘船从码头出发，往返运行在血管这条"生命之河"上。

高密度脂蛋白这条"船"在行驶途中，不断将血液多余的胆固醇装载运回"码头"，让肝脏代谢清除，避免了血管航道的阻塞。低密度脂蛋白这条"船"运行途中却随意"下货"，将胆固醇抛洒到血管壁上。天长日久，血管河道"沙石"遍野、"淤泥"堆积，"生命之河"狭窄了、堵塞了。

说白了，低密度脂蛋白是"送垃圾"的，是阻塞"生命之河"的祸害，俗称"坏胆固醇"。高密度脂蛋白是"清垃圾"的，是疏通"生命之河"的护工，"好胆固醇"的名声由此而来。

来有影，去有踪

不少人"谈脂色变"，害怕甘油三酯、胆固醇。其实，这两种东西既有过也有功，来有影去有踪。

甘油三酯、胆固醇的来源之一：体内合成——肝脏、小肠、脂肪组织是合成它们的地方。甘油三酯是"浓缩的能量"，人进食脂肪后便以甘油三酯的形式储存起来，再转化为能量释放出来。胆固醇在人体的存量约 140 克，其中 1/4 存在于大脑和神经组织中。胆固醇对细胞膜的构成起着关键作用，还是合成一些激素、胆汁酸、维生素 D 不可或缺的原料。人体缺乏胆固醇，大脑神经组织功能减退，性激素分泌缺失，男人不像男人，女人不像女人。有需要才会有合成，胆固醇也好，甘油三酯也好，都是维持机体生命活动必需的物质，一味"排油"、"拒脂"并不利于健康。

甘油三酯、胆固醇的来源之二：食物。脂类中 95% 是甘油三酯，5% 是磷脂和胆固醇。

高脂肪含量食物（以 100 克可食部分计算）

食物名称	含量（克）	食物名称	含量（克）
16 种植物油	99.9–100	猪油	99.7
玉米油	99.2	黄油	98.0
奶油	97.0	酥油	94.4
牛油	92.0	羊油	87.0
松子仁	70.6	腊猪肉	60.5

食物名称	含量（克）	食物名称	含量（克）
猪肋条肉	59.0	桃仁（干）	58.8
鸡蛋黄粉	55.1	花生酱	53.0
炒葵花籽	52.8	芝麻酱	52.7
炒杏仁	51.0	山核桃	50.8
炒榛子	50.3	鸭皮	50.2
南瓜子仁	48.1	炒花生	48.0
羊肉干	46.7	黑芝麻	46.1
西瓜子仁	45.9	猪皮	44.6
油炸虾	44.4	北京填鸭	41.3
巧克力	40.1	牛肉干	40.0
白芝麻	39.6	广东香肠	37.3
腰果	36.7	咸肉	36.0
肥肉鸡	35.4	五花猪肉	35.3

常见食物胆固醇含量（毫克/100 克）

食物名称	含量	食物名称	含量
肥瘦猪肉	80	肥猪肉	109
瘦猪肉	81	肥瘦牛肉	84
瘦牛肉	58	肥瘦羊肉	92
瘦羊肉	60	猪肝	288
牛肝	297	猪脑	2571
牛脑	2447	鸡肝	356
鸭肝	341	鹅肝	285
鸭蛋	565	咸鸭蛋	647
鲤鱼	84	青鱼	108
海鳗	71	带鱼	76
对虾	193	海蟹	125
赤贝	144	乌贼	268

蔬菜几乎不含脂肪（1%以下），可以忽略不计。肉皮冻、猪蹄、鸡爪、鱿鱼、泥鳅、黄鳝等隐含"看不见的胆固醇"。

再来看看二者的去路。甘油三酯在人体储备，当人饥饿或运动时首先消耗糖原提供能量，接下来就要"燃烧"脂肪，让储备的甘油三酯转化为能量。甘油三酯储存过多，情况就起了变化：储存于腹部——"大腹便便"；储存于皮下组织——"丰腿肥臀"；储存于肝脏形成脂肪肝。

胆固醇遍布全身，人体组织、器官、细胞无处不在。正常情况下多余的胆固醇经肝脏代谢以胆汁酸的形式排入肠道，再排出体外。但在异常情况下，如分泌过多、摄入超标，胆固醇就不听指挥了。它会沉积在血管壁上，形成一种"米多水少"的粥样物质——脂质斑块，堵塞血管，或使血管硬化。

血脂与健康关系密切，甘油三酯、胆固醇让人亦喜亦忧，爱恨两难。

完全吃素，为何血脂也升高

完全吃素不沾荤腥出现高脂血症不乏其人，他们为此感到困惑，不明白这是为什么？素食者之所以不能排除血脂异常，原因大致有：

（1）肝脏是合成胆固醇的重要器官，一个人肝脏合成胆固醇的能力主要取决于遗传因素。

人体胆固醇70%来自肝脏合成（内源性胆固醇），30%来自食物直接吸收（外源性胆固醇），二者之间维持动态平衡，满足人体需要。影响血胆固醇水平的因素不光有食物，更有肝脏合成能力的强弱。越是限制食物胆固醇摄入，肝脏越要加快胆固醇的分泌与合成。食物胆固醇够量，身体反而抑制肝脏生产胆固醇。

（2）常年吃素不吃肉，摄入脂肪越少，主食可能吃得越多。谷类成分主要是碳水化合物，碳水化合物过多在体内转化为甘油三酯，引起血浆甘油三酯水平升高。

（3）血脂水平随年龄增长而变化。伴随年龄增长，人体各器官组织都会出现程度不等的衰减，血脂代谢全面降低。正常人 20 岁后血胆固醇逐渐升高，男性到了 50 岁、女性到了 65 岁，胆固醇、甘油三酯水平达到顶峰，70 岁以后又会下降。

（4）素食者不吃肉、蛋，但为"补充营养"增加烹饪油用量，或者喜欢吃富含反式脂肪的甜食糕点。摄入油脂的数量和种类对血脂是有影响的，植物油、甜食糕点吃过量也会让素食者血脂升高。

（5）常年吃素不沾荤腥，必需脂肪酸、脂溶性维生素和某些微量元素缺失引起负氮平衡和蛋白质营养不良，继发血脂异常。

六、血脂升高的原因还有很多，比如疾病（甲状腺功能减低等），比如药物（激素类药物、某些降压药等），比如生活方式等。

引起血脂升高的遗传因素（有家族高脂血症遗传史）、年龄因素（中老年高于青年）、性别因素（男性高于女性）是无法改变的，这便是为什么有些人完全吃素，但血脂仍然升高的原因所在。

脂类质量更重要

脂类是人体必需营养素之一，具有重要的生理功能。脂类还赋予食物色、香、味、形，让人难以割舍。防治血脂异常指望完全禁绝脂类，不可能也不科学。只有既控制脂类的数量又选择脂类的种类，才能既吃出美味又吃出健康。

脂肪由脂肪酸和甘油结合而成，脂肪酸是脂肪的水解产物。按饱和程度区分，脂肪酸是由氢和碳原子组成的长链，结构分为三个类型：链条上每一个碳原子都尽可能多的与氢原子结合达到饱和状态的，是"饱和脂肪酸"。脂肪酸处于链条中间，少了一对氢原子呈不饱和状态的，是"单不饱和脂肪酸"；少了多对氢原子呈不饱和状态的，是"多不饱和脂肪酸"。

三者之中，谁有利于降低血脂？谁又能升高"好胆固醇"？让我们来做一个比较。

多不饱和脂肪酸又分为ω-3（亚麻酸）、ω-6（亚油酸）两个系列。

富含饱和脂肪酸（SFA）食物	对血脂血压影响
可可油　椰子油　棕榈油　黄油　猪牛羊油 肥肉　乳酪　全脂奶　肉类食品外皮	增加坏胆固醇、甘油三酯，升高血压，可能增加血栓形成等

富含单不饱和脂肪酸（MUFA）食物	对血脂血压影响
橄榄油　茶籽油　鳄梨油　高油酸红花油 高油酸葵花籽油　榛子　杏仁　葵花籽　花生	降低坏胆固醇，可能升高好胆固醇，预防动脉硬化等

富含 ω-3 食物	对血脂血压影响
海鱼　鱼油　亚麻籽油　核桃油 花鲢　白鲢　鲫鱼　青鱼	降低坏胆固醇，增加好胆固醇，降血压降血黏

在 ω-3 脂肪酸中，最具营养价值和健康效应的是二十碳五烯酸（EPA）和二十二碳六烯酸（DHA），具有扩张血管使血流通畅，抑制血小板聚集，预防动脉粥样硬化的作用。人体自身不能合成 ω-3 脂肪酸，只能从食物中摄取。EPA 和 DHA 在深海鱼类含量丰富，尤其鱼眼、鱼脑、鱼腹是必吃部位。烹饪最好清蒸、清炖，保持鱼类营养特色。烧烤鱼、煎炸鱼、红烧鱼口味虽好，但破坏了其中的 ω-3 脂肪酸和其他有益健康的成分，营养价值大打折扣。心血管疾病患者可以咨询你的营养医生，选用鱼肝油或从三文鱼、沙丁鱼中提取的鱼油制品。

富含 ω-6 食物	对血脂血压影响
玉米油　红花油　葵花籽油　棉籽油　大豆油　花生 油　芝麻油　葡萄籽油　松子　芝麻　花生	对好坏胆固醇均降低，防动脉硬化

ω-6 脂肪酸是一把"双刃剑"，它对好坏两种胆固醇一起降，有点儿不分青红皂白的意思。但如同开车既要加油又要刹车一样，我们体内同时需要 ω-3 和 ω-6，让它们发挥相互制衡维持生命活动的作用。

不同来源的植物油有 3 个共同点：①不含胆固醇，富含不饱和脂肪酸，但其中油酸、亚油酸、亚麻酸的比例不同；②消化吸收率较高；③富含维生素 E 和一定数量的维生素 K。鼓励少吃油、吃好油，将各种不同来源的植物油交换食用或搭配食用，方才扬长避短。

不能不防的反式脂肪

依据碳链上氢原子的位置，不饱和脂肪酸又可分为两种：氢原子位于同一侧的，称"顺式脂肪酸"。通过人为氢化作用给不饱和脂肪酸加上氢原子使之位于两侧的，称"反式脂肪酸"。

食品加工的目的是让它"长腿"，以便运送得更远，保存得更久。反式脂肪酸（TFA）即人造油脂，是一种经过氢化的食用油，也可叫"垃圾油"。它不仅助长"坏胆固醇"升高，而且让"好胆固醇"下降，导致动脉硬化和心脑血管病的危险甚至大于饱和脂肪酸。不仅如此，反式脂肪的危害还使肥胖症、糖尿病、支气管哮喘、痴呆症、变态性鼻炎和某些恶性肿瘤发生率升高。

购买食品时，包装上标有"人造脂肪"、"人造奶油"、"人造植物黄油"、"氢化植物油"、"植脂末"、"色拉油"、"起酥油"等字样的均含反式脂肪酸。大多数精炼植物油即便未经氢化，也含有百分之零点几至百分之几的反式脂肪酸，因此对标有"精制"、"精炼"字样的植物油也要警惕。

大凡能够长期保存，"货架寿命"被人为延长的奶油糕点，用的都是氢化油。奶昔是人造奶油食品，用40多种化合物调制。小孩子喜欢的派、泡芙、奶油巧克力面包饼干、薄饼干、奶茶、炸薯片、冰激凌、汤料、即食早餐和焙烤速食食品，反式脂肪的含量都很高。父母只知一味责怪孩子成绩下降，却不知正是因为迷恋这些美味，才造成了孩子记忆力退步。

有人担心反式脂肪，但对高温加热的油却不在乎。油脂加热时间一长，顺式双键出现反式异构化，反式脂肪酸的比例随油温升高而上升。高温加热后的植物油不光潜藏有反式脂肪，还有氧化聚合物、挥发性毒物等。长时间高温油炸的食物营养价值丢失殆尽，危害健康的产物聚集，这样的食品不吃最好。

饮食有别

血脂异常的营养治疗，总原则是"三控"：控制脂肪、控制胆固醇、控制碳水化合物。不同类型的血脂异常在营养治疗上又有区别。

仅有胆固醇一项高，营养治疗的重点是"两限一增"：限制胆固醇、饱和脂肪摄入，增加不饱和脂肪酸。

正常人每天摄入胆固醇的适宜数量为 300 毫克。换算一下，300 毫克胆固醇相当于 1 个鸡蛋黄，3 个鹌鹑蛋黄，100 克肥瘦猪肉，30 克肥肉，50 克猪肝，10 克猪脑。正常人每天吃 1 个鸡蛋不会升高血胆固醇。高胆固醇血症患者每天摄入胆固醇<200 毫克，每周吃鸡蛋不宜超过 4 个。鸡蛋的健康吃法是无油、少油烹制，如煮鸡蛋、蒸蛋羹、打蛋花等，防止蛋白质、胆固醇氧化，降低血管损伤的风险。

限制饱和脂肪，一是严格控制数量，将每天食用量控制在 50 克以内；二是控制种类，尽量少食"坏脂肪"——饱和脂肪、反式脂肪含量高的食物，适量增加"好脂肪"——不饱和脂肪含量高的食物。

仅有甘油三酯一项高，营养治疗的重点是"一严两减"：严格控制碳水化合物摄入，减少脂肪和胆固醇。

脂类是甘油三酯的直接来源，碳水化合物则是它的间接来源，过多的碳水化合物会转变成脂肪储存于体内，引起甘油三酯升高和体重增长。甘油三酯同肥胖是一对"好兄弟"，"手拉手"危害人体健康。碳水化合物摄入不超过总能量的50%-60%，尤其要控制能量密度高、缺乏纤维素的蔗糖、果糖、葡萄糖。

碳水化合物含量高的食物（以100克可食部分计算）

食物名称	含量（克）	食物名称	含量（克）
藕粉	93.0	团粉　淀粉	85.8–85.3
龙虾片	85.5	豆粉	84.3
粉条	84.2	粉丝	83.7
葡萄干	83.4	杏干	83.2
即食玉米片	82.3	麦芽糖	82.0
干枣	81.1	红薯干	80.5
茨实米	79.6	魔芋精粉	78.8
栗子	78.4	籼米	78.3
糯米	78.3	稻米	77.9
小米面	77.7	土豆	77.4

胆固醇、甘油三酯两项均高，营养治疗的重点是"三低两补"：低胆固醇、低饱和脂肪、低碳水化合物，补充蛋白质和不饱和脂肪。多吃鱼少吃肉，吃植物油不吃动物油，不吃动物内脏，不吃蔗糖。

血脂偏高的人不宜多吃火锅，更不要喝火锅汤。火锅脂肪、胆固醇、热量都很高，火锅汤经反复沸腾已无营养价值可言。吃火锅应先涮菜、后涮肉，并搭配主食、豆腐、菇类等食材。吃火锅也不要喝甜饮料，喝大麦茶（乳母不宜）、菊花茶最好。

低脂食谱举例

餐次	食物和用量
早餐	豆浆煮燕麦粥（豆浆 100 毫升、燕麦片 20 克）、花卷（面粉 50 克）
午餐	米饭（大米 100 克）、清蒸鱼（100 克）、炒油菜（150 克）
加餐	苹果（150 克）
晚餐	馒头 100 克、鸡块烧土豆（鸡肉 50 克、土豆 150 克）、番茄豆腐汤（番茄 100 克、豆腐 50 克）

低脂食物选择

宜用食物：大米、小米、面粉等面食，豆腐等豆制品，各种蔬菜、低脂奶、脱脂奶、鸡蛋清、鱼、虾、海参、海蜇、兔肉、去脂禽肉、植物油等。

限用食物：蛋黄、肥肉、全脂奶、动物内脏、油炸食品、重油糕点、冰激凌、甜饮料等。

低能量低胆固醇食谱举例

食物	食物和用量
早餐	脱脂牛奶（250 毫升）、二面馒头（荞面 25 克、面粉 25 克）、蒜泥黄瓜（黄瓜 150 克）
午餐	米饭（大米 100 克）、芹菜肉丝（芹菜 100 克、牛肉丝 50 克）、焖茄子（100 克）、拌豆腐（150 克、橄榄油少许）
加餐	山楂水（150 毫升）、全麦面包 2 片
晚餐	米饭（大米 100 克）、大蒜烧牛蛙（大蒜 100 克、牛蛙 50 克）、拌生菜（200 克）

低胆固醇食物选择

宜用食物：各种谷类、低脂奶、去皮禽肉、瘦肉、鱼、虾、兔肉、鸡蛋清、水果、豆类、粗粮、各种绿叶蔬菜、法国肥鹅肝。

限用食物：油条、油酥点心、全脂奶、肥猪肉、肥牛羊肉、肥禽肉。

禁用食物：蟹黄、蛋黄、鱼子、动物内脏（肝、脑、肾等）、鱿鱼、乌贼鱼，除鱼油之外的动物油。

维生素也能调血脂

维生素 C 促进胆固醇降解转变为胆汁酸，降低血清胆固醇水平；增加脂蛋白酶的活性，加速低密度脂蛋白、甘油三酯降解。深绿色蔬菜和鲜枣、猕猴桃、柚子、草莓、柑橘、柿子等水果富含维生素 C。

维生素 E 降低心肌耗氧量，改善冠状动脉供血，调节血脂。适量吃植物油、核桃、杏仁、松子、榛子、葵花籽等坚果，是获取维生素 E 的良好途径。

维生素 B_6、烟酸、泛酸、维生素 B_{12} 也有调节血脂的作用。应尽量通过自然方式即饮食，摄入蔬菜、水果、奶类、谷豆类和肉类食品补充这些维生素。膳食补充不足的可用维生素制剂。

"食不厌精、脍不厌细"的麻烦

"食不厌精，脍不厌细"，最大的麻烦是膳食纤维摄入不足。含在谷豆类、蔬菜、水果中的粗纤维，进入肠道后遇水膨胀，促进肠蠕动，促使脂肪胆固醇由粪便排出。可溶性膳食纤维比不溶性膳食纤维作用更强。

燕麦、荞麦、玉米、豆类等粗杂粮和蔬菜水果富含膳食纤维。黑木耳、苹果、山楂、大蒜、芹菜、茄子、洋葱、黄瓜、生姜、海鱼、茶叶、菇类、食用菌等也都是很好的降脂食物。每天吃 500~1000 克蔬菜、2~3 个水果，不仅补充维生素，对调节血脂也是有益的。

话题延伸

一、不迷信降脂食物

民间盛传的降脂食物有多种，适量吃没有问题，但对这些食物的降脂保健效果不能迷信。也就是说，依靠降脂食物调节血脂的作用是十分有限的，更不能用它取代调脂药物。从医学营养治疗的角度看，调控血脂的基本方法是"三控"，放弃了对脂肪、胆固醇、碳水化合物的控制，一味依靠吃降脂食物，往往难以奏效。

二、酒精升高胆固醇

在导致胆固醇升高的生活方式因素中，饮酒危害最大。酒精干扰脂类代谢，引起低密度脂蛋白胆固醇升高。不戒掉酒瘾想要调控血脂，绝对不行。

三、早餐"马虎"，午餐"随便"，晚餐"隆重"

不少家庭早餐"马虎"，午餐"随便"，晚餐"隆重"，这样安排对健康是不利的。晚餐热能摄入过多消耗不掉，合成脂肪增加，引起肥胖超重和血脂异常。晚餐尤其要避免高油、高糖食物，以清淡可口的素食为主。

慢性阻塞性肺病医学营养治疗

人们热议的 PM2.5，是空气中直径 ≤2.5 微米的微小颗粒物，不到人头发丝的 1/20。与粗大的空气颗粒物相比，它造成的雾霾天气对人体危害和大气环境质量的影响，甚至超过了沙尘暴。

人体的生理结构决定了我们对 PM2.5 颗粒物没有任何过滤、阻挡能力。它长驱直入穿过鼻腔，进入气管和肺，干扰肺部气体交换，引发气管炎、肺气肿和慢性阻塞性肺病（COPD）。

生命存在于"一呼一吸"中

"树活一层皮，人活一口气"。我们每天 24 小时都在不停地呼吸，吸入新鲜氧气，"燃烧"食物、转化能量，维持细胞新陈代谢；呼出二氧化碳，同时将体内有害气体一并排出体外。人每分钟呼吸 12-20 次，即便熟睡时也在呼吸。没有呼吸就没有生命。

我们的肺部，左边 2 片肺叶，右边 3 片肺叶，是人体唯一与外界直接相通的内脏器官。肺脏夜以继日都在工作，容不得一丁点杂质干扰。肺既不能受冷，也不能受热，受伤了生病了，病情发展快还不容易好。正因为如此，肺脏在众多器官中才显得格外娇弱和敏感。"肺为娇脏须慎养"。

肺脏里有气管、血管、肺间质，还有3亿~4亿个微小气囊——"肺泡"。肺泡像连接在一起的串串气球，外来空气与机体的接触就是在这里进行的。别看肺泡在胸腔里占的地方不大，若将它们摊平铺开，足足有70-80平方米大小。因为有了如此广阔的空间，人体内呼吸——新旧空气的交换才能顺畅和快速地进行。

"红葡萄"、"黑葡萄"

健康的肺泡是粉红色的，像一串串鲜艳粉嫩的红葡萄。

病变的肺泡是黑紫色的，就像腐败的黑葡萄。黑色的肺，丧失了自我净化的功能。

生活在地球上的人类无法选择空气。当人体需要的氧气连同不需要的杂质一道进入肺时，肺脏会自发地进行过滤：或者分泌黏液，像裹布一样黏住这些有害物质；或者颤动纤毛，像掸子一样清扫气管通道。通过自我净化，有害物质被"押送"到气管上端形成痰液，再由喉咙咳出体外。咳痰，是肺脏自我清理、维护健康的一种手段。

气管、支气管反复感染，形成不可逆转的扩张阻塞了气道，就变成慢阻肺。当肺气肿患者气道气流受限不可完全逆转时，也就发展成为慢阻肺。慢阻肺是以逐渐夺走人的呼吸功能为特征的疾病。

肺部小气道和肺泡形成阻塞，氧气进不来，二氧化碳出不去，正常的气体交换无法进行，身体就会缺氧，一系列麻烦接踵而至。有人一躺下来就咳嗽不停，只好被迫端坐不能平卧；有人咳得无法说话，甚至一咳嗽就尿湿裤子，尴尬不已；有人伴有喘息胸闷，萎靡消瘦，生存和生活质量下降，严重者还可能合并心衰、肝大。

吃饭不长肉

吃饭不长肉，严重营养不良，是慢阻肺患者的典型表现。

慢阻肺患者每日呼吸耗能 1800-3010 千焦（430-720 千卡），是正常人的 10 倍，高代谢状态下的能量消耗远远大于能量补充，病情越严重的基础能量消耗越大，因而程度不同地存在营养不良。营养不良造成呼吸肌负担增加，继而导致呼吸肌萎缩和呼吸肌力减弱，最终引起呼吸肌疲劳、衰竭。人体对缺氧反应能力下降，难以迅速调节呼吸，致使氧气缺乏和废气潴留愈加严重，呼吸道遭受感染的机会也随之增高。

慢性呼吸道疾病是一种消耗性疾病，维持正常体重和有效通气功能，保持顺畅呼吸，是营养治疗的目标。要达到这一目标，必须有较高的能量支持，维持患者良好的营养状态和适宜的体重，提高机体免疫力，避免感染发生和发展。

营养组合治肺疾

高脂肪　脂肪给人提供较多的热量，脂肪呼吸商又是最低的，能减少二氧化碳产生，减轻呼吸负担，有益于改善肺组织结构和免疫功能。慢阻肺患者脂肪摄入量高于正常人，占总能量的30%-35%，偏重于选择不饱和脂肪丰富的食物。

低碳水化合物　在碳水化合物、脂肪、蛋白质"三大产能营养素"中，碳水化合物呼吸商最高（1），脂肪最低（0.7），蛋白质次之（0.8）。吃过多的主食会消耗大量氧气并产生大量二氧化碳，而要排除二氧化碳必然增加呼吸频率，也就必然加重肺脏负担，加速呼吸肌疲劳。在全天三大营养素的分配上，主食减少到50%，每天200-300克。

适量蛋白质　慢阻肺患者因营养不良和肺部慢性炎症，蛋白质分解加快，导致蛋白质-能量营养不足。适当补充蛋白质，可以改善呼吸肌的收缩力，加大通气功能，减少二氧化碳在体内潴留。多吃精瘦肉、鱼、奶、蛋，蛋白质的恰当比例为15%-20%。

维生素A和维生素C　缺乏维生素A，气管黏膜上皮细胞防御能力下降，影响呼吸系统的组织结构。儿童呼吸道感染和抵抗力下降往往是维生素A缺乏的表现。有助于维持正常肺功能的还有维生素C。苹果富含抗氧化成分，每天吃1-2个，促进肺细胞新陈代谢。

多种矿物质　慢阻肺患者呼吸肌做功负担重、能量消耗大，矿物质在体内的消耗也随之增加，出现低钙低钾状态，降低膈肌力量。应有充足的钙、钾、镁补充。又由于部分慢阻肺最终会发展为肺源性心脏病，患者宜用低盐膳食，避免加重心脏负担。

慢阻肺患者多为老年人，因疲乏、呼吸困难、恶心饱胀、便秘等原因，常常进食很少或不愿进食。鼓励患者多吃高热量、小体积食物，少量多餐。

咳嗽是呼吸道黏膜受异物、炎症、分泌物、过敏因子等刺激出现的生理反射，是人体的一种保护性措施，但当这种保护超过一定限度，就会给身体带来伤害。频繁咳嗽应及早就医，并配合饮食调养。"药助食力、食助药威"。咳嗽有痰吃什么？痰多可生吃萝卜，或萝卜+葱白煮水。痰少咳不出，萝卜配鸭梨、冰糖、杏仁煮水。痰多咳不出，吃海蜇、荸荠。干咳干痒无痰，吃银耳、百合、冰糖、蜂蜜、梨。

慢阻肺高能量高脂肪低碳水化合物饮食食谱举例

餐次	食物和用量
早餐	大米粥（大米 50 克）、牛角面包（50 克）、油煎荷包蛋 1 个、煮花生米（15 克）
加餐	全脂高钙牛奶（200 毫升）、燕麦（20 克）
午餐	米饭（大米 100 克）、蒸排骨（100 克）、木耳炒黄瓜（木耳 10 克、黄瓜 100 克）、毛菜蘑菇豆腐汤（毛菜 30 克、蘑菇 30 克、豆腐 50 克）
加餐	鲜橙汁（鲜橙 400 克）
晚餐	三鲜水饺（虾仁 50 克、瘦猪肉 30 克、大白菜 100 克、面粉 80 克）、炒菠菜（100 克）、番茄冬瓜汤（番茄 50 克、冬瓜 50 克）
加餐	苹果（150 克）

食物选择

宜食食物：

（1）不饱和脂肪含量较多的食物，如核桃、花生米、芝麻、鱼类等。

(2) 含磷丰富的食物,如各种动物蛋白等。

(3) 含钾丰富的食物,如各种绿色蔬菜和深色水果等。

忌食食物:

(1) 过咸食物,如咸肉、熏肉等。

(2) 刺激性食物,如辣椒、咖喱、蒜、葱、花椒等。

话题延伸

一、别让你的肺活在乌烟瘴气中

如果说人们无法选择吸入的空气,那么戒掉烟瘾,避免主动吸烟和被动吸烟,则是完全可以选择也是完全可能办到的。流行病学调查证实,慢阻肺的患病率与吸烟多少、吸烟时间长短成正比。用吸烟指数表示:

吸烟指数=每天吸烟支数×烟龄

吸烟指数>400,年龄>45 岁,罹患慢阻肺或肺癌的可能性增加。无论是主动吸烟还是被动吸烟,都会显著增加呼吸道疾病患病率,加速肺功能障碍和呼吸衰竭。越早戒烟,越有利于逆转呼吸道损害。

二、肺功能锻炼

肺功能锻炼可增加肺活量,疏通小气道,有利于延缓疾病发展,促进患者康复。步行是最简便最安全的运动,尤其适合体质虚弱的老年患者。锻炼尽量在空气清新的室外进行,从慢速散步开始,逐渐加快走路速度或延长走路时间。呼吸走、扩胸走、慢跑、太极拳等都是有益的运动，也可使用呼吸锻炼器。

"人过 70 岁，弯腰又驼背"，老年人走路站立尽可能挺起胸、站直了。昂首挺胸让人看上去更有朝气，肺活量增加 10%-30%。

三、拍背：护理+治疗

呼吸道疾病"三分治疗、七分护理"，帮助患者翻身拍背，每天 2-3 次，每次 10 分钟左右，既是一种日常护理，也是一种治疗措施。有痰咳不出怎么办？可以叩击背部：从下往上、从外向内，用空掌快速拍打，每分钟 120-150 下。

胰腺炎医学营养治疗

　　在吃吃喝喝引发的疾病当中，发病突然、病情凶险的非急性胰腺炎莫属。急性胰腺炎不仅表现为一个脏器的局部炎症，而且涉及多个脏器，一旦罹患，人无异于要经历一场生与死的较量。

圆头扁尾的"鱼"

　　很少有人清楚地知道胰腺的位置。

　　在人体胃的后端，有个一头钝圆、一头扁长的条形器官，形似一条圆头扁尾的"鱼"，这条"鱼"就叫胰腺。别看胰腺重不过 100 克，长不过 15 厘米，所处位置又极不显眼，它可是我们人体第二大消化腺，对营养物质的消化、吸收、转运起着举足轻重的作用，"牵一发而动全身"。

　　胰腺有外分泌功能，每天分泌胰液约 1000 毫升，含有胰蛋白酶、胰脂肪酶、胰淀粉酶等 20 余种消化酶。胰液的分泌从食物诱惑开始

（头期），经过胃腺（胃期），再到十二指肠（肠期），整个过程环环相连，天衣无缝。有了胰液和酶的帮助，我们吃进去的食物才能在胃肠消化吸收。胰液分泌出了问题，轻则消化不良，食欲不佳，重则疼痛、恶心、呕吐、发热、皮肤呈现黄疸，甚至累及心、肺、肾。

胰腺另一个无可替代的作用是生产胰岛素，这是它的内分泌功能。胰岛素是人体唯一能够促进糖类运输的激素，它帮助机体有效利用葡萄糖，作用非凡。胰腺是分泌胰岛素的唯一器官，当血糖浓度升高时，它会释放胰岛素吸收血液葡萄糖并储存起来；当血糖浓度下降后，它又会分泌胰高血糖素将备用葡萄糖送回血液以提供需要。我们人体就是如此这般来平稳血糖的。

毫不夸张地说，人可以没有胃，但不可以没有胰腺。

生与死的较量

这条圆头扁尾的"鱼"，不经意间就会给人开个玩笑——让自身发炎。不过，罹患胰腺炎可不是一个小玩笑。

人进餐后，食物在胰液的帮助下进入十二指肠，其中的酶被胆汁和肠液激活，对食物的消化和吸收便开始了。

在人体里，胰管收集和运输胰液，肝管接受胆汁，二者各司其职。偏偏造物弄人——胰管和肝管拥有一个共同的通道，也就是说，胰管和肝管要汇合成为一个管道，胰液和胆汁才能进入十二指肠发挥各自的消化作用。有意思的是，胰管和肝管不光拥有同一个通道，还拥有同一个开口——十二指肠乳头，由围绕它的奥迪氏括约肌掌管它的开合。

暴食暴饮吃进大量肉蛋油脂后，胰腺会反射性分泌大量胰液，肝脏也会分泌大量胆汁。胰液和胆汁必须经过一个共同的管道进入十二指肠，难免造成管道拥堵。此时再大量饮酒，酒精刺激使十二指肠乳头水肿，奥迪氏括约肌痉挛，管口开合失灵，消化液排泄进一步受阻。于是，胆道压力陡然增高，迫使胰液、胆汁反流进入胰管，继而激活胰酶，逼迫胰腺"自我虐杀"，急性胰腺炎就是这样发生的。

急性胰腺炎来势汹汹，时常在饱餐酗酒后 1–2 小时突然发病。如若救治不及，很快就会演变成为全身性疾病。伴随胰蛋白酶及血管活性物质经血流释放到全身，将导致各脏器功能衰竭（重症患者死亡率高达 50%）。此时此刻，预示着患者和病魔之间，将要经历一场生与死的较量。

营养治疗需循序渐进

外伤、肿瘤、ERCP 术后、胆道感染，以及代谢紊乱引起的高脂血症、高钙血症，某些药物如肾上腺皮质激素、噻嗪类利尿剂等服用不当，也有可能引发胰腺炎。

胰腺发生炎症病变后，无论外分泌功能还是内分泌功能都会受到干扰，出现消化障碍，影响肠道对营养素的吸收。加之急性感染得不到控制，肠道里就乱了套，继而失去吸收功能，引起更为严重的营养失调。

胰腺炎是吃出来的疾病，营养治疗必须管住嘴巴，消除发病诱因，尽可能减少对胰腺的刺激，使胰腺反复性损害得以避免。在急性胰腺炎和慢性胰腺炎急性发作的最初几天，必须禁食禁水，让胰腺"休眠"，目的在于抑制胰液分泌，减轻胰腺负担，缓解疼痛等症状。

急性胰腺炎发病急、病情重、变化快，营养治疗是临床治疗成功的保证。在接下来的缓解期、恢复期和稳定期，应遵从循序渐进的原则，有顺序、分步骤地安排膳食。

缓解期营养治疗

何谓缓解期？即腹痛减轻，体温恢复正常。此时，在给予静脉营养的同时，从无脂无蛋白纯碳水化合物清流质饮食（如米汤、果汁、菜水、稀藕粉），过渡到无脂无蛋白流质饮食（如稠米汤、稠藕粉、菜汁、纯果汁），再到无脂低蛋白厚流质饮食（如烂米粥、米糊、菜泥粥、清汤面片、鸡蛋清羹）。每种膳食 2-3 天，每天 5-6 餐，每餐由100-150 毫升增加到 150-200 毫升，视病情控制和患者耐受程度逐步递进。

无脂无蛋白纯碳水化合物清流质食谱举例

餐次	食物和用量
早餐	米汤（大米 15 克）
加餐	蔬菜汁（蔬菜 100 克、盐 1 克）
午餐	稀藕粉（藕粉 15 克、糖 20 克）
加餐	橙汁（鲜橙 200 克）
晚餐	米汤（大米 10 克）
加餐	麦麸茶（麦麸 10 克）

无脂低蛋白厚流质食谱举例

餐次	食物和用量
早餐	过箩米粥（大米 50 克）、蒸鸡蛋清（蛋清 60 克）
加餐	枣泥羹（红枣 100 克、糖 20 克）
午餐	过箩米粥（大米 50 克）、豆腐脑（豆腐 50 克）
加餐	苹果泥（苹果 200 克）
晚餐	过箩米粥（大米 50 克）、萝卜泥（胡萝卜 100 克）
加餐	稠藕粉（藕粉 30 克、糖 20 克）

恢复期营养治疗

何谓恢复期？即症状基本消失，病情逐渐好转，血淀粉酶指标恢复正常。此时食物数量和种类可逐步增加，以低脂低蛋白半流质饮食、低脂低蛋白软食为主（如大米粥、素面条、素米粉、赤豆羹、菜末粥、鸡蛋清、花卷、豆腐、丝瓜、番茄）。每天仍以 5-6 餐为宜，每餐七分饱，时间维持 2-3 个月。

低脂低蛋白半流质食谱举例（脂肪 20 克）

餐次	食物和用量
早餐	米粥（大米 50 克）、花卷（面粉 30 克）、糖拌番茄丁（番茄 100 克、糖 20 克）
加餐	红豆羹（红豆 30 克、糖 20 克）
午餐	丝瓜丁鸡蛋清面片（丝瓜 100 克、鸡蛋清 60 克、面粉 100 克）
加餐	苹果（300 克）
晚餐	米粥（大米 50 克）、酱油烧豆腐（豆腐 100 克）、黄瓜丁炒粉皮（去皮黄瓜 100 克、粉皮 50 克）
加餐	藕粉（藕粉 30 克、糖 10 克）

全天烹调用油 10 克、盐 3 克

稳定期营养治疗

何谓稳定期（静止期）？即病情稳定不再发作或发展。此时膳食以低脂软食为宜（如软米饭、素包子、鱼类、鸡肉末、脱脂高钙酸奶）。

低脂软食食谱举例

餐次	食物和用量
早餐	米粥（大米 50 克）、素包 1 个（木耳 10 克、豆腐干 30 克、面粉 50 克）
加餐	脱脂高钙酸奶（125 毫升）、少油面包（25 克）
午餐	软米饭（100 克）、清蒸鲈鱼（100 克）、黄瓜炒粉皮（去皮黄瓜 100 克、粉皮 50 克）、番茄豆芽汤（番茄 50 克、豆芽 50 克）
加餐	香蕉 150 克
晚餐	软米饭（100 克）、鸡末豆腐（鸡胸肉 50 克、豆腐 100 克）、丝瓜炒蛋清（丝瓜 100 克、蛋清 50 克）
加餐	脱脂高钙酸奶（125 毫升）、馒头片 25 克

全天烹调用油 20 克

膳食"四要点"

为防止胰腺炎复发，保证疾病痊愈，患者需要长期营养调理，每日膳食搭配坚持四个要点。

能量要充足 由于炎症长期存在，腺体大面积受损，胰腺的内外分泌出现障碍，患者长期处于营养不良状态，需要充足的能量抵消体内消耗，增加抗病能力。能量每日 105-126 千焦（25-30 千卡）/每千克体重，来源以谷类主食为主，每日至少 300 克。可选用易消化的糖类如蜂蜜、藕粉等，也可适量补充蔗糖（糖尿病患者不宜）。

蛋白质要量足质优 蛋白质每日 1 克/每千克体重，选用脂肪含量少、生物价值高的优质蛋白食物，如蛋清、去皮鸡肉、去皮鱼肉、瘦猪肉、瘦牛肉、豆腐、豆浆、脱脂酸奶、虾等，尽量采用清淡少油、易消化、无刺激的烹调方法。

脂肪要长期控制　胰腺炎进入稳定期，脂肪仍需长期控制，从每天 20 克起，根据患者病情和可耐受情况逐渐加至 40–50 克。胆固醇摄入量每天<300 毫克。隐性脂肪也要慎食，如曲奇饼干、牛角面包、沙拉酱、核桃仁等。

微量营养素要丰富　胰腺炎患者易出现脂肪泻，造成脂肪蛋白质大量丢失，加之疾病应激和药物作用，微量营养素会有不同程度的缺乏。适时补充脂溶性维生素 E、维生素 A、维生素 D、维生素 K，水溶性维生素 B_{12}、维生素 C、叶酸和钙、铁、钾、锌、镁矿物质。

食物选择

宜食食物：

(1) 低脂优质蛋白食物，如脱脂牛奶、酸奶、蛋清、大豆制品、海鱼、虾、瘦肉、兔肉、去皮鸡肉等。

(2) 维生素丰富的食物，如各种新鲜的蔬菜水果。

(3) 含必须脂肪酸丰富的植物油，如玉米油、花生油、葵花籽油等。

忌食食物：

(1) 高脂肪食物，如肥猪肉、油炸食品、油酥点心等。

(2) 高胆固醇食物，如动物内脏、蛋黄、蟹黄、鱼子、咸鸭蛋、松花蛋等。

(3) 刺激性食物，如辣椒、胡椒、芥末、咖喱等。

(4) 产气食物，如萝卜、洋葱、蒜苗、豆类等。

(5) 粗纤维食物，如粗粮、韭菜、芹菜等。

话题延伸

一、胆石症会引发胰腺炎吗

回答是肯定的。在我国，70%的胰腺炎由胆道疾病导致，非酒精性胰腺炎患者 60%以上患有胆石症。胆结石在体内移动，随时可能造成管道出口阻塞，使胰腺发病突如其来。胆石症患者要尽早治疗，即使已经患上了胰腺炎，治疗胆道疾病也十分需要。

二、以生命为代价换取的教训

饮食有度，进食有节，是合理膳食应当遵守的健康规则，对胰腺炎患者来说，这一规则也许是用生命为代价换取的教训，更应谨记不忘。即便病情已经得到控制，也要管住自己的嘴巴，饭有定时，食有定量，避免暴食暴饮、过饥过饱。

三、酒烟危害

大量饮酒导致胰腺分泌旺盛，引起十二指肠乳头水肿和奥迪氏括约肌痉挛，是胰腺炎发作的一大诱因。吸烟让胰岛素分泌不足或利用不好，是引发胰腺癌的最大危险。在目前医疗水平条件下，胰腺癌患者只能活半年至 1 年。毫无疑问，避免罹患胰腺疾病，酒瘾烟瘾必须戒除。

痛风医学营养治疗

很早以前人们就发现痛风具有代代相袭或隔代遗传的特点。到了现代，医学界对痛风的认识更加清晰：痛风并不完全取决于遗传因素，没有遗传的人之所以患上痛风，原因多半是环境因素。

"老子"和"儿子"

痛风是血尿酸过量造成的关节疾病。血尿酸是嘌呤的代谢产物，如果把嘌呤比作"老子"，尿酸就是"儿子"。

嘌呤大多含在动物性食物中。肉食酒类充盈超市、摆满餐桌，人们大饱口福的同时也吃下了太多富含嘌呤的食物，使机体合成尿酸的机会大增。啤酒+海鲜，啤酒+烤肉是夏季人们的最爱，诱发痛风简直就是雪上加霜。

除了长期高嘌呤饮食外，酒精刺激，着凉受寒，过度劳累，精神压力，以及剧烈的肌肉运动、间断性饥饿减肥等，也会造成嘌呤代谢紊乱而引发痛风。

痛风的高危人群有：男性、中老年人、经常酗酒和大吃大喝的人、具有家族遗传史的人，肥胖症、高血压、高脂血症、糖尿病、慢性肾衰、类风湿性关节炎患者。高血压、糖尿病合并肾功能不全，使尿酸排泄减少。血脂代谢紊乱，甘油三酯水平过高，干扰尿酸排泄。另外，治疗这些疾病的药物如利尿剂、小剂量水杨酸以及泻药滥用等，也对尿酸排泄有或多或少的阻碍。

"来如虎，疾如风"

罹患痛风不分年龄，发病高峰大多在 40-55 岁。

痛风第一阶段："无症状高尿酸血症"。约有 75% 的人因尿酸产生过多出现高尿酸血症，另外 25% 的人因尿酸排泄过少出现高尿酸血症。血尿酸超标是痛风的重要标志和特征，血尿酸浓度越高，演变为痛风的趋势就越快，出现肾结石的可能性也越大。

痛风第二阶段：急性痛风性关节炎，有"史上最痛的关节炎"之称。痛风首次发作的时间大多在夜深人静之时；疾病侵犯的部位大多在"第一大足趾"。"来如虎、疾如风"，也许只要几小时，脚大拇指和受累关节便出现烧热、暗红、肿痛，似刀割、又似昆虫咬噬。剧烈疼痛持续 1-2 天，疼痛高峰消退后，关节部位出现脱屑，肤色变得黑暗。

17世纪英国名医悉德哈姆本人就是痛风患者，他专业而生动地记述了痛风急性发作的痛苦："患者上床睡觉时健康状况良好。清晨2点左右，他因大脚趾的剧痛而惊醒，这种痛苦简直像关节脱位一样，又像浇了冷水。随之而来的是寒战和哆嗦，还有一点发烧，随着痛苦程度的增加，寒战和哆嗦也加重。忽而是韧带剧烈拉扯和撕裂般疼痛，忽而是一种重压和紧绷感。患部的感觉如此敏锐和强烈，它甚至经受不住被子的重量，即使一个人在屋里走动的声音都变得无法忍受。整个夜晚都在痛苦、失眠、不断改变姿势中度过……"

痛风两次发作之间有一个间歇期，时间为半年至两年，少数人5-10年。首次发作未经正规治疗的人，后面发作的频率会增加，间隔时间越来越短，持续时间越来越长，受累关节数目也会越来越多。

痛风第三阶段：痛风石形成与慢性痛风性关节炎。从外观看，痛风石是没有规矩形态的黄白色赘生物，有的像石头，有的像沙粒，有的像豆渣，可以出现在多个部位：大拇指、耳轮、指、腕、膝、肘甚至殃及心脏。随着时间推移，痛风石逐渐增大变硬，造成关节强直或畸形，使人活动受限。

减少尿酸形成

痛风发作与血尿酸增多有直接关系，控制病情首先要减少尿酸生成。

尿酸从何而来？来源有两个：一是内源性的，由体内氨基酸、核苷酸等在肝内合成，约占 80%；二是外源性的，由摄入富含嘌呤的食物产生，约占 20%。

嘌呤是一种核酸物质，存在于各种食物中，肉类含量尤为丰富。嘌呤经人体代谢转化成为尿酸，再随尿液排出。如果在血液中积聚，浓度超过饱和限度又不能及时排出，就形成结晶沉积下来，出现尿酸代谢失调。减少体内尿酸生成，或者让体内已经饱和的尿酸赶紧排出体外，必须控制好外源性嘌呤的摄入，尽可能不吃高嘌呤食物，选择低嘌呤和中嘌呤食物。

痛风发作急性期，食物嘌呤摄入量必须严格控制，每天不得超过 150 毫克。尤其要禁食含嘌呤高的动物内脏、海鲜、浓肉汤、黄豆、啤酒、火锅等。

痛风缓解期和慢性期，适量增加豆类、肉类、海产类等中嘌呤食物摄入，吃肉每天不超过 120 克。对食物嘌呤的限量可适度放宽，但仍要把握一个原则：低嘌呤食物多吃，高嘌呤食物不食。还要讲究食物的加工方法，比如，黄豆嘌呤含量高，不吃煮黄豆、炒黄豆、黄豆酱；黄豆加工制作成豆腐，嘌呤被分解，相对安全，可以少量吃。

有人以为火锅汤营养丰富口味鲜美，其实喝火锅汤对健康没有好处。被涮入火锅的牛羊肉、海鲜、菇类等食物，营养素经长时间反复沸腾已遭破坏，留在汤里的嘌呤物质越来越多。喝这样的汤只会造成血液尿酸沉积，有可能引起痛风发作。

甜饮料里的果糖是促进尿酸形成的诱因，大量喝甜饮料也会促使痛风发生。痛风患者、血尿酸值偏高的人，少喝或不喝碳酸饮料、果汁饮料，也不要过量吃西瓜、葡萄等果糖含量高的水果。

食物嘌呤含量

高嘌呤食物（100克含量>150–1000毫克）

食物名称	含量（毫克）	食物名称	含量（毫克）
黄豆	166.5	动物脑	175.0
浓肉汁	160–400	鲢鱼	202.4
动物肝	233.0	白鲳鱼	238.0
牡蛎	239.0	白带鱼	291.6
沙丁鱼	295.0	凤尾鱼	363.0
酵母粉	589.1	小鱼干	1638.9

中嘌呤食物（100克含量>50–150毫克）

食物名称	含量（毫克）	食物名称	含量（毫克）
红豆	53.2	米糠	54.0
黑芝麻	57.0	花豆	57.0
鱼丸	63.2	豆干	66.6
绿豆	75.1	豌豆	75.7
牛肉	83.7	鳝鱼	92.8
鳗鱼	113.1	羊肉	111.5
猪肉	122.5	肚	132.4
鲤鱼	137.1	黑豆	137.4
虾	137.7	草鱼	140.2
鸡肉	140.3	黑鲳鱼	140.6

低嘌呤食物（100克含量<50毫克）

食物名称	含量（毫克）	食物名称	含量（毫克）
鸡蛋（1个）	0.4	梨	0.9
苹果	0.9	西瓜	1.1
香蕉	1.2	桃子	1.3
牛奶	1.4	橙子	1.9
橘子	2.2	红薯	2.4
冬瓜、南瓜	2.8	蜂蜜	3.2
洋葱	3.5	海参	4.2
番茄	4.3	葱	4.5

食物名称	含量（毫克）	食物名称	含量（毫克）
姜	5.3	葡萄干	5.4
土豆	5.6	小米	6.1
西葫芦	7.2	萝卜	7.5
胡萝卜	8.0	红枣	8.2
青椒、蒜	8.7	木耳	8.8
海蜇皮	9.3	玉米	9.4
芹菜	10.3	苦瓜	11.3
丝瓜	11.4	卷心菜、芥菜	12.4
白菜	12.6	青菜叶	14.4
豆芽菜	14.6	黄瓜	14.6
奶粉	15.7	面粉	17.1
空心菜	17.5	糯米	17.7
大米	18.1	菜花	20.0
糙米	22.4	菠菜	23.0
瓜子	24.5	韭菜	25.0
四季豆	27.7	蘑菇	28.4
杏仁	31.7	枸杞	31.7
花生	32.4	茼蒿	33.4
栗子	34.6	海藻	44.5

促进尿酸排出

痛风的发生与血尿酸增多有直接关系，除了减少尿酸形成之外，还要促进体内尿酸尽快排出。

减少脂类 高油脂影响尿酸排泄。同时造成热量过高引起肥胖。患者应将每天肉类+烹调用油控制在 50 克以内，避免吃肥肉、肥禽、动物油脂，有利于尿酸排泄。

鼓励饮水　充足的水分增加尿酸溶解，有利于尿酸排出，预防尿结石，避免肾脏损伤。痛风患者每日饮水 2000—2500 毫升，适合喝白开水、淡茶水、纯净水，达到稀释尿液的目的。夜间适量补充水分，以防尿液浓缩。

避免饮酒　乙醇代谢造成体内乳酸堆积，血乳酸浓度升高抑制肾小管分泌尿液，从而减少尿酸排出。

每天洗个热水澡，也有助于尿酸排泄。

减重的忌讳

痛风患者约 50% 以上是肥胖超重之人。当他们的体重降低之后，血尿酸水平跟着下降，尿酸清除率、转换率跟着上升，痛风得以控制。可见，减肥和控制体重是痛风治疗的重要手段。

降低体重必须缓慢进行，过快减重是痛风患者的一大忌讳。操之过急，脂肪过度分解，机体产生大量酮体，酮体与尿酸竞相排出，搞不好反而诱发痛风骤然发作。减少能量摄入可分阶段实施，每一阶段减少 2100 千焦（500 千卡），在少吃的同时多动，让能量摄入略低于能量消耗。

在痛风急性发作期，食物以精米细面为主，减少热能和脂肪摄入。牛奶、鸡蛋不含核蛋白，是低嘌呤食物。肉汤含有大量嘌呤，应弃汤食肉。烹制肉类先焯后炒一举两得：在减少嘌呤的同时减少脂肪摄入，也对降低体重有益。

痛风急性发作期食谱举例

餐次	食物和用量
早餐	牛奶（200毫升）、白面包（50克）、鸡蛋1个、苹果（150克）
午餐	米饭（大米100克）、番茄炒鸡蛋（番茄200克、鸡蛋1个）、拌黄瓜（200克）、酸奶（120克）
加餐	柑橘（150克）
晚餐	面条（100克）、白菜（150克）、鸡肉（30克）

全天饮水 2000～3000 毫升。

痛风慢性期食谱举例

餐次	食物和用量
早餐	牛奶（250克）、白面包（100克）、鸡蛋1个
午餐	花卷（精白粉100克）、粥（大米50克）、炒冬瓜鸡肉卷心菜（冬瓜100克、鸡肉50克、卷心菜100克）、植物油（10克）
加餐	西瓜（200克）
晚餐	米饭（大米100克）、鸡蛋炒青椒（鸡蛋50克、青椒100克）、番茄黄瓜汤（番茄100克、黄瓜100克）、植物油（10克）

话题延伸：酒肉好，莫贪食

大量酗酒与暴食暴饮是导致痛风骤然发作的双重诱因。

餐桌上，一些忙于应酬的人早已饥肠辘辘，偏又豪情万丈"舍命陪君子"。空腹饮酒、过量贪杯，使血尿酸浓度急剧饱和，对痛风患者有百害而无一益。聚餐时，千万别抱着"不吃白不吃、吃多不吃亏"的心态。一下子吃进去一肚子肉，不光为痛风也为多种疾病埋下了隐忧。

冠心病医学营养治疗

生命需要健康的心脏，保护我们的心脏，预防冠状动脉硬化非常重要。

吸烟、酗酒、久坐少动的生活方式，抑郁、压抑、紧张等精神因素，让更多的人过早出现了动脉硬化。还有一项研究让人揪心：动脉硬化始发于少儿期并伴随年龄增长逐渐加重。冠状动脉粥样硬化的恶果是导致冠心病。

当"生命发动机"熄火后

心脏是人体的"生命发动机"，如同一个强劲有力的"泵"，每天向人体各部位压送血液，总量达 7000 千克。心脏承担如此繁重的工作，自身需要丰富的氧气和养料，所以左心室、右心室分别由 2 个和 1 个冠状动脉供血供氧，成为血氧的"专供通道"。

然而，生命的缔造总会留下遗憾，冠状动脉的管径在人的一生中会变得越来越狭窄。管径狭窄 50%，或许没什么异常感觉，狭窄超过 70%，异常感觉才"浮出水面"。冠状动脉的健康同心脏健康息息相关，需要时时关注：心血管壁上有没有出现一个个斑块突起？管腔有没有形成狭窄或闭塞？管道有没有变得像老化的橡皮筋一般粗糙僵硬？根据冠脉病变的部位、范围和程度，分别进行药物治疗、介入治疗和手术治疗。

当"生命发动机"熄火后，转瞬之间人心跳骤停，甚至来不及同相濡以沫的老伴说一句话，给儿女亲朋留一句嘱托，便与美好的世界阴阳两隔……

脂类不同，作用各异

冠状动脉粥样硬化的形成，很大程度上是迷恋脂类美味的后果。

营养学上的脂类，主要有甘油三酯、磷脂、固醇类三种。前一种也叫脂肪，在各种肉食油脂里存在；后两种也叫类脂，在蛋黄、瘦肉、动物内脏、豆类和一些植物种子中存在。

脂类对冠状动脉粥样硬化的影响，不仅表现在数量上，还表现在质量（种类）上，甚至可以说质量比起数量，作用更明显、更直接。

胆固醇黏附在血管壁上，日积月累，冠状动脉就会狭窄堵塞，直至引发冠心病。然而拒绝胆固醇摄入并不科学。胆固醇常常与蛋白质、脂溶性维生素这些好东西相伴吸收，胆固醇过多固然容易导致动脉硬化，胆固醇缺乏也要不得，会造成大脑和神经组织功能下降，连同蛋白质维生素缺乏等诸多问题。因此，冠心病患者控制胆固醇每天<200毫克为宜。

对冠心病不利的还有饱和脂肪，动物油脂、肥猪肉、肥羊肉、肥牛肉以及炸鸡翅、炸肉丸等富含饱和脂肪的食品，冠心病患者最好舍弃。高温煎炸食品不光营养素被破坏，而且热量超高催人发胖，反复煎炸的油还可能产生致癌物和有毒物。

给多不饱和脂肪加上氢元素，它就变成了反式脂肪。加入反式脂肪制作的食品不仅能长期存放，还能满足人们追求色彩鲜美、蓬松酥脆的观感和口感。反式脂肪是不饱和脂肪中的"另类"，它没有像其他不饱和脂肪一样具有降低胆固醇的作用，反而更像饱和脂肪，让"坏胆固醇"上升"好胆固醇"下降。无疑，不吃或少吃人造奶油、人造黄油、奶油蛋糕、炸鸡块、炸薯条、色拉酱、咖啡伴侣、油酥甜点等，对冠心病患者是有益的。

对预防冠状动脉硬化、治疗冠心病有好处的是不饱和脂肪酸和ω−3脂肪酸，在每人每天25克（2汤匙半）烹调用油里，应增加富含不饱和脂肪酸的橄榄油、茶籽油等植物油摄入，还应常吃富含ω−3脂肪酸的鱼类。

不知你注意没有，现在超市已有低芥酸菜籽油出售。普通菜籽油芥酸含量高，心脏病患者在接受了大量被酶消化的芥酸之后，使原本就不正常的心血管"超载"工作，诱发管壁增厚和心肌脂肪沉积。冠心病患者尽量不吃菜籽油。

常见食用油营养价值及作用

品种	主要成分	营养价值及作用
核桃油	亚麻酸 磷脂	促进血液循环，防动脉硬化及高血压，促进儿童大脑发育
红花籽油	必需脂肪酸 谷固醇、维生素 E	预防动脉硬化、高脂血症、心脏病
橄榄油	单不饱和脂肪酸 角鲨烯、谷固醇 脂溶性维生素	促进心血管健康，降血压，预防血栓，促进消化，抗癌、抗氧化
茶籽油	单不饱和脂肪酸 茶多酚、茶皂苷 维生素 E、β-胡萝卜素	预防心血管疾病，降低胆固醇，抗癌
花生油	油酸、亚油酸、白藜芦醇、叶酸、锌	预防心血管疾病，促进儿童生长发育
芝麻油	油酸、亚油酸	促进心血管健康
葵花籽油	亚油酸，维生素 E	促进心血管健康
大豆油	亚油酸、卵磷脂、维生素 E	促进心血管健康和儿童身心发育
玉米胚芽油	亚油酸、卵磷脂、维生素 E	降血脂、防动脉硬化

鱼类 ω-3 脂肪酸含量（按 100 克食物计）

食物名称	亚麻酸（18：3）	EPA（20：5）	DHA（22：5）
黄鳝	4.9 克	0.3 克	0.5 克
鲫鱼	5.1 克	1.6 克	0.4 克
带鱼	1.8 克	1.9 克	1.0 克
鲨鱼	1.3 克	2.2 克	3.3 克
沙丁鱼	9.5 克	6.7 克	1.3 克

把"石"变成"沙"

脂类是一个"大家族"，这个"大家族"里还有两个成员举足轻重，一个叫做"固醇"，一个叫做"磷脂"。

胆固醇是一种重要的固醇类化合物，也是众所周知的诱发动脉硬化的危险因子。作为冠心病预防饮食，每天摄入胆固醇<300毫克；作为治疗饮食，每天<200毫克，少吃或不吃猪皮、猪爪、肝、肾、脑、鱼子、蟹黄、腊肠等富含胆固醇的食物。

磷脂则不同，它的奇妙作用是让胆固醇"酯化"，不让它在血管壁沉积。打个比方，人体血管好似"河道"，胆固醇就像"石头"，容易沉积在河床上堵住河道；胆固醇酯却像"泥沙"，被河水一冲就跑。磷脂在这里发挥的作用是将"石头"变成"泥沙"，使河道疏通。

鸡蛋是营养全面的食品，而仅仅因为鸡蛋黄含有胆固醇，许多人便对它"敬而远之"。舍弃鸡蛋是非常可惜的。鸡蛋黄里不光有胆固醇，还有丰富的卵磷脂，卵磷脂让"石"变成"沙"，况且鸡蛋里的蛋氨酸和钙也有一定的防动脉硬化的作用。冠心病患者及合并重度胆固醇血症的人，可选择吃低胆固醇鸡蛋。

发福的隐患

每天吃得多、动得少，饮食不加节制，生活随心所欲，身体很快就像吹气球似的发起"福"来。"发福"正是冠心病的一大隐患，防治冠心病必须控制体重。

控制体重不光要少吃肉和油，也要少吃碳水化合物主食。主食数量不控制，肝脏利用多余的糖与游离脂肪酸合成极低密度脂蛋白。这是一种富含甘油三酯的脂蛋白，它在血液中的含量多了，抗动脉硬化的力量就要削弱。况且碳水化合物吃多了人长胖，肥胖的人又是血脂异常、血管硬化、冠心病的潜在人群。主食摄入量每天控制在 250~300 克，鼓励用土豆、山药、红薯、莲藕、芋头、荸荠等根茎类食物取代部分主食。

碳水化合物对血脂的影响因其种类不同而不同：依照合成脂肪的速度，果糖（水果、蜂蜜）最快，葡萄糖次之，淀粉多糖（米、面、薯、豆）较慢。单糖（葡萄糖、果糖）和双糖（蔗糖、乳糖、麦芽糖）容易引起甘油三酯升高，吸收速度快；多糖（淀粉等）不易引起甘油三酯升高，吸收速度慢。控制体重要选择糖的种类，适当多吃淀粉多糖，配餐粗细搭配，少吃不吃单糖、双糖和甜食。很多体积小能量高的食物也在控制范围内，不可忽略不计：一杯咖啡≈10~15 克糖，一块甜点≈20 克糖，一瓶饮料≈30 克糖。巧克力、冰淇淋、蜂蜜、水果糖"不显山不露水"，吃多了也会不知不觉增加体重。

两种蛋白，优势互补

自然界不存在任何一种完美无缺的食物。

动物性食物含优质蛋白，但其中饱和脂肪、胆固醇含量也高，动物蛋白吃得越多，形成动脉粥样硬化所需要的时间越短。植物性食物脂肪不多，也不含胆固醇，有些植物蛋白还有助于减少胆固醇抗动脉硬化。但植物蛋白（主要是谷类）却是一种"半完全蛋白"，不能完全满足人体营养需要。

主张两种蛋白混合食用，优势互补，提高整个膳食蛋白的营养价值。如大米添加黄豆蒸饭，黄豆弥补了大米赖氨酸的不足，大米弥补了黄豆蛋氨酸的缺乏，使原本并不理想的植物蛋白变成优质蛋白。一碗面条配上牛肉蔬菜或番茄鸡蛋，动物蛋白与植物蛋白荤素搭配，蛋白质利用率便大大提高。

在植物蛋白中，大豆蛋白是个例外。大豆蛋白是优质蛋白，必需氨基酸成分全面、比例恰当，还有丰富的异黄酮、大豆皂苷、植物固醇，有利于降低胆固醇抗动脉硬化。鼓励冠心病患者用各种方式摄入黄豆及其制品。

各有其用的营养素

胆固醇在体内代谢需要维生素 C 参与，维生素 C 增加血管的韧性和弹性，防止血管破裂。维生素 E 抗氧化抗凝血，保护细胞膜的完整性，增强心肌代谢对应激的适应力，对防止动脉硬化有一定作用。B 族维生素中，烟酸被誉为"强效降脂药"，维生素 B_6 与亚油酸合用调节血脂，维生素 B_1 缺乏出现心肌代谢障碍。

镁保护心肌，抗动脉硬化，防止血小板聚集。铬增加胆固醇的分解和排泄。铜缺乏导致血管弹性减低。硒缺乏促进动脉硬化形成。中国营养学会对居民膳食硒的推荐量是每天 50 微克，海产品、坚果、肉类含硒较多。

对冠心病具有防治作用的维生素和矿物质，食物来源都很广泛，只要吃得杂一些，食物品种丰富一些，就能获得补充。

蔬菜水果、粗杂粮里的膳食纤维，能缩短食物通过小肠的时间，减少小肠对胆固醇的吸收，又能增加胃填充物，减少能量摄入，对控制体重很有好处。

食物中有些特殊的营养成分也对防治冠心病有益。如番茄、胡萝卜、木瓜、番石榴里的番茄红素，有调节血脂代谢，减少发生动脉粥样硬化和冠心病的作用。发酵乳中的益生菌可预防高血脂导致的冠心病。山楂、柑橘里的酚类化合物有抗氧化、调血脂和保护血管的作用。

冠心病低脂食谱举例

餐次	食物和用量
早餐	脱脂牛奶（200 毫升）、窝头（玉米粉 50 克）、拌莴笋（30 克）
加餐	香蕉（150 克）
午餐	二米饭（大米 70 克、小米 60 克）、虾仁豆腐（虾仁 50 克、豆腐 100 克）、番茄炒蛋（番茄 80 克、低胆固醇鸡蛋 50 克）、胡萝卜拌西兰花（胡萝卜 30 克、西兰花 100 克、菜籽油少许）
加餐	苹果（100 克）
晚餐	米饭（大米 125 克）、清蒸小黄鱼（100 克）、拌黄瓜（100 克）、香菇菜心（香菇 30 克、青菜 100 克）

食物选择

宜食食物

（1）富含优质植物蛋白的大豆及其制品。

（2）富含膳食纤维的粗粮，如玉米、小米、高粱米、燕麦等。

（3）富含维生素、矿物质、膳食纤维的新鲜蔬菜水果。

（4）富含不饱和脂肪酸的鱼类、鱼油。

少用、禁用食物

(1) 动物油脂、油炸食品，如肥猪肉、炸鸡腿等。

(2) 过甜食品，如蔗糖、甜点等。

(3) 过咸食品，如咸菜、酱菜、咸肉等。

(4) 酒。

话题延伸：一个都不能少

防治冠心病必须控制体重，控制体重的途径只有两个：一是减少能量摄入，吃饭六七成饱；一是增加体力活动，"左三圈、右三圈、脖子扭扭、屁股扭扭、早睡早起做运动"。这一"减"一"加"非常重要，无论从预防角度还是从治疗角度，减少能量与增加活动，一个都不能少。

有氧运动改善心血管功能，增加心肌供血量。冠心病患者可选择适合自己又易于坚持的有氧耐力运动，如散步、慢跑、快走、做操、太极拳、游泳、适度瑜伽、缓步爬山（老年人不宜），不宜进行无氧剧烈运动如快跑、长跑、长距离骑车、长距离游泳等。运动量、运动时间、运动方式以自我感觉良好、生理指标无异常为度。只要运动得法，防病健身效果是毫无疑问的。

消化性溃疡医学营养治疗

人体消化系统是一个庞大复杂的体系，就像工厂高度自动化的传送带。胃处在这个传送带的中央，上面是口腔、咽喉、食管，下面是肠、肝、胆、胰等。胃将食物"磨碎"变成糊糊状的食糜，十二指肠是最先承接食糜的地方。

消化性溃疡是发生在胃和十二指肠的慢性病变。

化学消化的"常规武器"

胃对食物进行化学消化，使用的"常规武器"是胃酸（盐酸）。

我们吃了脂肪蛋白质食物后，胆囊收缩素分泌受到刺激而达到高潮，胃酸分泌大增，一天大约分泌1500毫升。

胃酸是消化液的主要成分。这种"酸酸的水"在胃里制造了一个强酸环境，将胃蛋白"酶原"激活转变成胃蛋白"酶"，以便把蛋白质分解成更小的营养素——氨基酸和肽。这种"酸酸的水"还能杀灭细菌，消除污染腐败食物带给人体的麻烦。

有了胃酸的保护，我们的消化道就能太平无事？遗憾的是，胃酸是一把"双刃剑"。本来，胃和十二指肠被细胞黏膜所覆盖，可以避免胃酸的刺激和侵蚀。然而如同天平一样，平衡与失衡取决于两头的重量，胃和十二指肠能否被侵蚀，取决于黏膜修复力与胃酸侵蚀力二者的抗衡。胃酸分泌过多长期侵蚀，就会逐渐破坏黏膜保护层。失去了保护屏障的胃和十二指肠发生"自杀式消化"——发炎、溃烂，最终导致消化性溃疡。

尽管消化性溃疡的形成还有其他因素，如药物、情绪、细菌感染等，但酸性胃液对消化道黏膜的侵蚀，无疑是基本因素。

食则痛与饿则痛

消化性溃疡被列为"全球性多发病"，可发生在各个年龄层。胃溃疡、十二指肠溃疡造成的疼痛，具有节律性和周期性特点，在表现上截然不同。

胃溃疡　慢性胃炎经久不愈、幽门括约肌功能紊乱，引起胃排空延缓或胆汁反流，造成胃酸分泌增多。胃酸超过一定酸碱值（pH<4），常常会在胃小弯和幽门部位形成溃疡。胃溃疡疼痛的特点是"食则痛"，发作节律为"进食—疼痛—缓解"。进食半小时至 1 小时上腹部开始疼痛，直至胃完全排空食物，疼痛缓解。由于"食则痛"，患者常因惧怕疼痛而不敢进食。

十二指肠溃疡 迷走神经功能亢进，胃泌素增多，胃酸分泌升高，发生十二指肠溃疡。这是一种慢性的反复发作的疾病，大约90%发生在十二指肠球部。十二指肠溃疡疼痛的特点是"饿则痛"，发作节律为"进食—舒适—疼痛"。吃东西后感觉舒适，2-4小时后疼痛发作，直至再次进食疼痛缓解。由于"饿则痛"，患者时常自备食品以缓解疼痛。

十二指肠溃疡常在午夜急性发作。少数人无上腹部疼痛，直至出现大出血或急性穿孔时才被确诊。

促进溃疡面愈合

消化性溃疡营养治疗的目标是：减少、中和胃酸分泌，保护溃疡面，促进溃疡愈合并防止复发。

优质的蛋白质 蛋白质是修复身体器官的原材料，补充优质蛋白有利于促进溃疡面愈合。建议选择吸收率高的蛋白质食物，如鸡蛋、奶酪、鱼虾、黄豆制品、牛奶和酸奶。但是，好东西也不能多吃，蛋白质摄入量以维持身体需要为原则，每天每千克体重1克较好。蛋白质吃多了，它的消化产物多肽、氨基酸反倒刺激胃酸分泌，引起便秘、腹胀等胃肠道不适。

充足的能量保证 为防止营养不良，患者应保证每天每千克体重能量摄入126千焦（30千卡）。碳水化合物不刺激胃酸分泌，应成为能量的主要来源，鼓励患者适当多吃谷类主食。

享有"第二面包"、"地下苹果"称号的土豆不但营养丰富，也容易消化吸收。用土豆代替部分主食至少有 4 个好处：①食后耐饿，饱腹感强；②土豆膳食纤维质地柔软，非但不刺激胃肠，还有促进胃肠蠕动、加速胆固醇肠道排泄的作用；③每 100 克土豆含维生素 C16 毫克，补充维生素 C 可以促进溃疡面愈合。④土豆和米面搭配食用有利于营养互补。当然，好食材还需好烹饪，油炸油煎过的土豆除了增加热量破坏维生素 C 外，别无一点健康益处。

适量的脂肪 脂肪对溃疡患者有两面性：一方面抑制胃酸分泌，避免对胃黏膜造成刺激；另一方面"吃肉顶饱"，延缓胃排空，增加胃负担和胃酸对黏膜的损伤。脂肪摄入也要适量，连同烹调用油在内，每天总摄入量 60 克左右。

丰富的维生素 C 有助于溃疡面愈合，适合患者长期补充。

维生素 C 含量高的食物 （以 100 克可食部分计算）

食物名称	含量（毫克）	食物名称	含量（毫克）
刺梨	2585	酸梨	900
脱水甜椒	846	鲜枣	243
沙棘	204	脱水白菜	187
红辣椒	144	脱水油菜	124
苜蓿	118	芥蓝	76
脱水香菜	75	甜菜	72
番石榴	68	豌豆苗	67
油菜薹	65	猕猴桃	62
青辣椒	62	菜花	61
苦瓜	56	萝卜缨	51
西兰花	51	枸杞子	48

食物名称	含量（毫克）	食物名称	含量（毫克）
香菜	48	草莓	47
苋菜	47	芦笋	45
水萝卜	45	藕	44
木瓜	44	荔枝	41
香椿	40	甘蓝	40

四种饮食，分期安排

溃疡病Ⅰ期　适用于溃疡病急性发作期，胃肠道出血刚刚止住。患者宜用温流质饮食，以蛋白质和碳水化合物为主要营养来源，如米汤、藕粉、嫩蛋羹、豆腐脑等，一日 5-6 餐，每餐约 200 毫升。食物有甜有咸，易消化无刺激，温度适宜，同时限制肉汤、鱼汤、鸡汤、咖啡、酒精饮料。

溃疡病Ⅱ期　适用于无消化道出血，疼痛较轻或自感症状缓解的

溃疡病Ⅰ期——温流质饮食食谱举例

餐次	食物和用量
早餐	蛋白米汤 200 毫升（蛋白粉 10 克）
加餐	米汤冲牛奶 200 毫升
午餐	蒸嫩蛋羹 200 毫升（鸡蛋 1 个）
加餐	米糊 200 毫升
晚餐	嫩豆腐脑 200 毫升
加餐	牛奶冲藕粉 200 毫升

患者。此时以厚流质或无渣半流质饮食为主，食物可制作成泥状、稠糊状，如鱼羹、鸡茸、肉糜烂面等，每日5餐，每餐主食<50克。不吃坚硬的蔬菜水果，烹饪避免过咸和过热。

溃疡病Ⅲ期　适用于病情稳定，症状基本消失、有食欲的患者。以低纤维半流质饮食为主，每餐主食量不超过100克，每日4-5餐，定时定量，避免过饱。食物细软易消化，如鸡蛋羹、软面条、馄饨、小笼包、清蒸鱼。可吃丝瓜、冬瓜、南瓜、胡萝卜等，不吃纤维粗大的蔬菜水果，不用陈醋、蒜泥等刺激性调味品。

溃疡病Ⅳ期　适合恢复期患者。增加优质蛋白摄入量，每天85-90克。碳水化合物仍是能量的主要来源，每天300-350克。可食用含有可溶性膳食纤维的食物如熟苹果、熟香蕉等。烹调以蒸、煮、炖为主，忌用一切刺激性食物和调味品。

溃疡病Ⅱ期——无渣半流质饮食食谱举例

餐次	食物和用量
早餐	蛋白大米粥（蛋白粉10克、大米50克）
加餐	牛奶鸡蛋羹
午餐	菜米粥（青菜汁50毫升、大米50克）、蒸鸡茸饼（鸡胸肉50克）
加餐	稠藕粉30克
晚餐	肉糜烂面（肉糜30克、面粉80克）、煮鱼羹（青鱼30克）

溃疡病Ⅲ期——低纤维半流质饮食食谱举例

餐次	食物和用量
早餐	米粥（大米50克）、鲜肉包（瘦猪肉25克、面粉30克）、酱汁嫩豆腐（100克）
加餐	牛奶（200毫升）
午餐	汤面条（面粉100克、碎冬瓜100克、虾仁末50克）、清蒸鱼（100克）
晚餐	瘦肉粥（大米50克、瘦肉末50克）、花卷（面粉30克）、丝瓜烩蛋（丝瓜100克、鸡蛋1个）

溃疡病Ⅳ期——低纤维优质蛋白软食食谱举例

餐次	食物和用量
早餐	牛奶（200毫升）、烤面包2片、蒸鸡蛋羹（鸡蛋1个）、米粥（大米50克）
午餐	软米饭（大米120克）、肉末豆腐（肉末50克、豆腐100克）、红烧鱼（青鱼100克）、烩丝瓜（150克）
晚餐	馄饨（面粉200克、虾仁50克、瘦猪肉50克、粉皮50克）、煮南瓜（150克）

食物选择

宜食食物：

（1）易消化的碳水化合物，如软米饭、馒头、面片、面条、米粥等。

（2）能缓冲胃酸的食物，如嫩豆腐、嫩菜叶、嫩蛋羹等。

（3）含优质蛋白的食物，如奶类、蛋类、鱼类、禽类、肉类等。如果饮用牛奶后出现腹胀腹泻，可改用羊奶、酸奶、豆浆等。

（4）具有润肠作用的食物，如蜂蜜、香蕉、果汁等。

（5）纤维少的蔬菜，如丝瓜、茄子、冬瓜等。

（6）富含维生素C、维生素B、维生素A的新鲜蔬菜水果和食物，促进溃疡面愈合，增加机体抵抗力。

（7）消胀食物，如金橘、佛手瓜、大白菜、山楂等。

忌食食物：

（1）煎炸、烟熏、腌制食物。

（2）刺激性食物，如浓缩的肉汤、鱼汤、辣椒、胡椒、芥末、花椒、浓茶、咖啡、酒类等。

（3）产酸食物，如红薯、芋头、汤圆、糯米、糕点、碳酸饮料等。

（4）产气胀气食物，如生葱、生蒜、生萝卜、洋葱、高粱米、豆类、青稞、蔗糖等。

（5）生冷食物，如冷饮、凉拌菜等。

（6）坚硬食物，如干鱼、干肉、干果、干豆等。

（7）粗纤维食物，如粗粮、芹菜、韭菜、竹笋、菠萝等。

（8）过咸食物，增加胃酸分泌。

话题延伸

胃酸分泌过多是诱发消化性溃疡的基本病因，但基本病因并非唯一病因，引发消化性溃疡还有两个重要因素。

一、倡导分餐制

消化性溃疡最危险的病因之一是感染幽门螺旋杆菌。这是一种寄生在口腔和胃黏膜的致病菌，也是已经确认的致癌因素。去医院做检查只需呼出两口气就能确定，胃镜检查也能及早发现。

药物治疗消化性溃疡包括4个途径：清除幽门螺杆菌；抑制胃酸；保护胃黏膜；促进胃动力。对个人来说，防范幽门螺杆菌的办法有两个：一是保持口腔卫生，早晚刷牙，饭后漱口；二是家庭、餐馆实行自助餐和分餐制，防止共用餐具形成传播区。

二、让自己快乐起来

胃口是情绪的"晴雨表"。我们都有这样的体会，情绪被紧张、愤怒、抑郁、焦虑主宰时，马上就没有胃口了，就算勉强进食也会引起消化不良。溃疡病是慢性病，长期心情不好是一个重要的也是被忽视的诱因。预防消化性溃疡最廉价的办法，就是让自己每天都快乐起来。

肾病医学营养治疗

　　人有 2 个肾脏，每个大约重 150 克。同其他器官相比，肾脏衰老得快一些。大约从 40 岁起，肾的储备功能以每年 1% 的速度丢失，之后肾脏自我再生能力几乎消失殆尽；75 岁时，肾脏功能下降 40%~50%；到了 80-90 岁，肾脏重量仅剩下 90-100 克，出现肾萎缩。高血压、糖尿病、心脏病、痛风、肝炎等疾病患者，肾脏的剩余功能则更加衰退。

人体的"废物处理厂"

　　位于人体腰部脊柱两侧的两个棕红色的器官，就是肾脏。肾的大小同本人拳头差不多，外形既像特大型"腰果"，又像超级"蚕豆"，左右对称，紧贴在我们腹腔的后壁。

　　肾脏的结构十分复杂，每个肾由 200 万个肾单位构成，肾单位里有肾小球和肾小管。肾脏是人排泄废物的器官和通道，号称"废物处理厂"。这对"双胞胎"每天都在辛勤工作，一天 24 小时产生原尿 180 升，排出尿液 1500~2000 毫升，通过肾小球过滤、肾小管重吸收及内分泌功能，让溶于水中的废物毒素在尿里浓缩后随尿液流入膀胱。每隔一定时间，膀胱排空一次，将这些有害物质排出体外。我们身体的血液每天就是这样被净化的。肾脏出了问题，"下水道"堵了，毒素废物排不出去，累积于人体是很可怕的。24 小时排尿<400 毫升，将会危及生命。

肾小球的空心结构具有强大的过滤能力，它形成 3 层滤过"筛"，一层一层阻止尿液大分子物质渗出。肾脏出现病变，肾小球滤过膜损伤，孔隙变大变薄，血液大分子物质就会穿透滤过膜漏出去，尿液里便出现了不该出现的东西，蛋白尿就是这样形成的。而当滤过膜小孔被阻塞，尿液滤过不畅，体内代谢废物和毒素不能及时排出，又会给身体带来致命的伤害。

肾脏是名副其实的"排污专家"，它能判断人体需要保留什么，排出什么，以此来调节和稳定人体内环境。

减轻肾脏负担

中老年人是肾脏疾病的高发人群。除年龄外，疾病、感染、用药、外伤、化学毒物等都可能造成肾损伤。肾脏损伤，势必引起蛋白质等营养物质代谢紊乱，由此带来营养不良，营养不良又直接影响肾功能，导致并发症。合理的营养治疗有利于减轻肾脏负担，延缓病情发展，提高患者生活质量，避免急性肾衰和并发症出现。

　　肾脏需要充足的能量来完成对有害物质的分辨和筛选，肾衰患者必须保证能量摄入。能量不足促使机体蛋白质过度分解，肾功能损伤愈加严重。能量摄入的原则是：纠正营养不良和保护肾功能同步进行，既满足人体营养需要，又不增加肾脏负担。根据患者体重确定每日每千克体重所需能量126-147千焦（30-35千卡），消瘦者适当增加，肥胖者适当减少。用碳水化合物作为能量的主要来源，鼓励多吃能量高、蛋白含量低的食物如红薯、荸荠、山药、菱角、藕粉、粉丝、粉条、芋头、南瓜等。

　　麦淀粉（或玉米淀粉等）是一种抽去了植物蛋白质的面粉制品，能量高于普通面粉，蛋白质含量远远低于普通面粉，很符合肾脏病人"优质低蛋白+高能量"膳食的要求，提倡患者食用。（详见《慢性肾衰医学营养治疗》）

合理选择蛋白质

　　何谓合理？首先是蛋白质数量要限制，其次是蛋白质选择有要求。

　　蛋白质在体内分解成为含氮废物，通过肾脏生成尿液排出体外。肾功能受损后，废物排泄变得不畅，此时再摄入高蛋白膳食无疑会加重肾小球血管硬化，减少滤过面积，使肾功能进一步恶化。限制蛋白质的摄入量，就能减少血氮质滞留，减轻肾脏损害和肾脏负担。

　　不仅动物蛋白适量控制，植物蛋白也在限制之列。不吃或少吃豆

慢性肾功能不全限蛋白膳食内容

全天蛋白质限量		20 克	30 克	40 克
副食	牛奶（毫升）	100	200	200
	鸡蛋（克）	40	40	40
	瘦肉（克）	25	25	50
	蔬菜	随意	随意	随意
	粉条（克）	20-50	20-50	20-50
	糖（克）	20-50	20-50	20-50
	油（克）	50	30-50	30-50
主食	麦淀粉（克）	350-400	200-250	20-250
	米面（克、生重）	–	150	100-150
能量（千焦）		9200-10500	9200-11300	9200-12600
（千卡）		(2200-2500)	(2200-2700)	(2200-3000)

类、坚果类食物，多选择牛奶、鱼虾、瘦肉等优质蛋白丰富的食物。蛋白质摄入每天每千克体重 0.6-0.8 克较好，其中 2/3 动物蛋白，1/3 植物蛋白。

控制水分

人类对水分的需要不亚于氧气，人体失水 20% 就会死亡。水构成我们的身体组织，体内营养素的运转，代谢废物的排泄，血液的循环和体温的调节也都离不开水。水是生命之源。

肾脏需要血液在其中快速通过，因此也需要足够的水。正常人每天进水量 2000-2500 毫升，并大致排出同等量水分。水泡泡的身体预

每日体内水分的动态平衡

摄入方式	摄入量（毫升）	排出途径	排出量（毫升）
饮水	1200-1500	肾脏（尿液）	1500
食物含水	700-1000	皮肤（汗液）	500
		肺脏（呼气）	350
生物氧化产生代谢水	300	肠道（粪便）	150
总量	约 2500		约 2500

（各种食物含水量不等，应根据食物种类确定水量摄入）

肾病患者全天饮水量控制

症状	饮水量
水肿明显	前一天排尿量+500~800 毫升
严重水肿	500 毫升
无水肿、少尿	无需控制饮水

示着肾脏出了毛病，排尿能力下降，水积聚于皮下形成水肿。为避免患者出现水肿和继之而来的血压升高，需要控制进水量，保持液体"进出口"平衡。

在日常生活中应学会观察自己的排尿量。正常人每天排尿 1500-2000 毫升（相当于 3-4 矿泉水瓶）。如果多于 2000 毫升或少于 500 毫升，就应警惕是否肾脏有了毛病。

排尿异常是肾病的重要特征。尿频表现为：白天排尿超过 8 次，每次尿量<200 毫升（200 毫升为每次正常排尿量）；夜间排尿 2 次以上。尿急表现为：一有尿意就憋不住，即使尿量很少照样很急。尿频、尿急、尿少、夜尿增多既有肾脏的问题，也可能有膀胱的问题，应把肾病与"膀胱过度活动征"区分开来。

灵活调控钠和钾

依据患者水肿程度和病情需要，灵活掌握钠和钾的摄入量。

肾脏功能正常时，它能判断人体需要保留多少钠盐和排出多少钠盐，对血压的变化有着较强的调节能力。但肾小球滤过能力下降后，血压对食盐（氯化钠）摄入就十分敏感了。多吃盐使血压升高，血容量增加，加重心和肾的负担。因此，出现钠潴留的患者宜用低盐膳食，使水肿消退，血压下降。

肾脏是维持血钾平衡的主要器官，人每天从食物摄取的钾元素90%经肾脏排出。肾功能不全，对钾的滤过力、排泄力随之降低，可能出现高血钾症。这种情况发生后，应慎食富含钾的水果蔬菜如油菜、菠菜、韭菜、番茄、海带、香蕉、桃子等，也不要饮用浓缩的果蔬汁。含钾较低的蔬菜水果如南瓜、冬瓜、西葫芦、苹果、梨子、菠萝、西瓜、葡萄等可食用。

肾脏还需要多种维生素、矿物质"润滑剂"的作用，因此适时适情补充维生素 B 族、维生素 C、维生素 A 和钙、铁等矿物质，也是必要的。

肾病综合征低脂高能量适量蛋白食谱举例（未出现肾功能损害者）

餐次	食物和用量
早餐	枣泥饼（麦淀粉 100 克、红枣 50 克、糖 15 克）、煮鸡蛋 1 个、拌黄瓜（100 克）
午餐	米饭（大米 100 克）、土豆烧牛肉（土豆 100 克、牛肉 40 克）、烩胡萝卜（100 克）
加餐	奶粉冲藕粉 150 毫升（奶粉 50 克、藕粉 20 克、糖 20 克）
晚餐	米饭（大米 100 克）、清蒸鲈鱼（100 克）、炒莴笋（100 克）

急性肾小球肾炎低盐低蛋白饮食食谱举例

餐次	食物和用量
早餐	米粥（大米 50 克、白糖 20 克）、馒头（面粉 50 克）
加餐	苹果（100 克）
午餐	米饭（大米 100 克）、韭菜炒鸡蛋（韭菜 200 克、鸡蛋 50 克）
加餐	糖拌番茄（番茄 200 克、白糖 20 克）
晚餐	米饭（大米 100 克）、青椒烧茄子（青椒 50 克、茄子 200 克）

慢性肾小球肾炎低盐中量蛋白饮食食谱举例

餐次	食物和用量
早餐	牛奶（牛奶 200 毫升、白糖 20 克）、馒头（面粉 100 克）、煮鸡蛋（50 克）
午餐	米饭（大米 150 克）、青笋炒肉丝（青笋 200 克、瘦猪肉 45 克）、炒白菜（100 克）
加餐	葡萄（100 克）
晚餐	米饭（大米 150 克）、碎肉茄子（瘦猪肉 30 克、茄子 100 克）、姜汁空心菜（150 克）

肾病食物选择

宜食食物：

（1）容易消化的淀粉类食物，如麦淀粉、玉米淀粉、土豆淀粉、米面、山药、黑米等。

（2）优质蛋白含量丰富的食物，如奶和奶制品、蛋、鱼、海参、瘦肉等。

（3）含钠少的蔬菜、水果。

（4）含铁多的食物，如瘦肉、木耳、红枣、桂圆、红小豆、芦笋等。

（5）传统益肾食物，如枸杞、羊肉、甲鱼、牡蛎、黑芝麻、黑木耳、茯苓、板栗、白果干、韭菜籽等。

忌食食物：

（1）高嘌呤食物，如蘑菇、动物内脏、带鱼、鲢鱼、沙丁鱼、肉汁等。

（2）含钠多的食物及蔬菜，如豆腐乳、榨菜、咸菜、咸蛋、松花蛋、泡菜、雪里蕻、虾米、酱、白萝卜、小白菜、菠菜、油菜、芹菜等。

（3）含碱主食，如油饼、挂面等。

话题延伸：养肾关键在平时

我们同银行打交道都知道，平时多储蓄勤储蓄，用时方便快捷；少储蓄不储蓄，用时千难万难。肾脏好似人体的"健康银行"，养肾护肾关键在平时。保证充足睡眠，每天晚上 11 点之前上床睡觉，中午 12-1 点小憩；减少染发次数，不用含汞美白护肤品；适宜运动和适当性生活等，就像源源不断往银行存钱一样安全可靠。健康的生活方式是最好的补肾"药物"。

心力衰竭医学营养治疗

诸多类型的心脏病和大血管病变发展到最后，都可能引发心力衰竭（简称心衰）。毋庸讳言，心衰患者经常面临一个尴尬的现实：由于预后差、花费大，医院不能长期收治，病人也不愿长期住院。因此，了解和掌握一点医学营养学知识，配合医生在家精心调理，十分必要。

生命需要健康的心脏，有心就有希望。

心血管病的最终归宿

人类从胎儿发育直到死亡，伴随终生的是心脏的跳动。心肌是人体运动最频繁的肌肉群，一个人活到 70 岁，心脏大约跳动了 30 多亿次，向身体各部位压送血液近 2 亿升。与骨骼肌纤维、平滑肌纤维不同的是，心肌纤维之间能互通信息，令心脏细胞协调行动。心脏还是人体工作最紧张的器官，心脏过度劳累"罢了工"，人将付出生命的代价。

当心功能发生改变，心排出量不能满足机体代谢的需要时，就可能引发心衰（又称充血性心力衰竭）。

从病理角度看，冠心病、心肌梗死引起的心肌缺血是导致心衰的病因。不仅如此，慢性心衰是众多心血管疾病的最终归宿，任何一种心肌炎、心肌病最后都可能导致心衰。

从生理角度看，心脏负担过重是心衰的又一个重要原因。由高血压、主动脉狭窄、肺气肿引起的左右心室负荷加重，因心脏瓣膜关闭不全导致的血液反流，因先天性心肌间隔缺损造成的容量负荷过重等，都可能使心脏收缩射血的阻力增加，最终功能衰竭。

心衰分左右

心脏每一次泵血都有两个时期：收缩期和舒张期。

当心脏收缩时，左心室的血液被挤压到主动脉，右心室的血液被挤压到肺动脉。心脏舒张时，上、下腔静脉血回到右心房，肺静脉血则回到左心房，如此川流不息，往返不停。

血液由左心室射出，经过主动脉流经全身，为细胞运来养分和氧气，同时带走细胞产生的二氧化碳等废物，之后回到右心房，叫做"体循环"或"大循环"。血液由右心室射出，经过肺动脉，将二氧化碳运进肺泡，又将肺泡中的氧送入血液，之后回到左心房，叫做"肺循环"或"小循环"。

左心发生衰竭出现肺循环障碍，患者走路活动呼吸困难。肺部淤血达到一定程度，出现心悸、气喘，只能坐立呼吸，不能平躺入睡，严重时还可能发生急性肺水肿、咳嗽、咯血、头晕、肾功能损害。右心发生衰竭出现体循环障碍，胃肠道、肝脏淤血，腹胀、恶心、呕吐、食欲缺乏，呼吸困难，严重时有下肢水肿、肝大、腹水等表现。

我们用 6 个字区分左心和右心出现衰竭的主要症状——"左心喘、右心肿"。还有全心衰竭，同时表现为体循环和肺循环障碍，"左心喘、右心肿"同时出现，情况更加危急。

心衰的营养治疗与药物治疗相辅相成、密不可分。心脏负荷过重是导致心衰的重要原因之一，需要通过调整膳食营养来减轻心脏负荷。

减轻心脏负荷——控盐

为预防和减轻水肿，限制钠盐摄入是最恰当最经济的营养治疗办法。可根据病情分别选用低盐、无盐、低钠膳食。

低盐膳食　全天吃盐不超过 2 克，副食含钠量<1500 毫克。水肿明显的减少到每天 1 克，如果用酱油代替食盐，用量每天 10–15 毫升。

低盐膳食的目的是调整钠盐摄入，纠正水、钠在体内潴留，维持电解质平衡。不吃、少吃高纳食物如油条、油饼、咸豆干、咸花卷、咸面包、咸饼干、咸蛋、咸肉、火腿、酱鸭、板鸭、香肠、红肠和一切盐腌食品，包括含盐量不明的调味品。

无盐膳食　烹饪不用食盐、酱油，全天主食和副食含钠量<70 毫克。避免酱油、味精、鸡精等钠离子含量高的调味品，禁用咸菜、腐

乳、腊味品及一切盐腌食品。可采用少量糖、醋、芝麻酱、番茄酱调味。

钠对人体具有不可忽视的生理调节作用，食盐是人获取纳的主要来源，无盐膳食只能在临床监控下短期使用，并随时观察患者的血纳变化，防止出现低钠血症。

低钠膳食 烹饪不用食盐、酱油，全天主食和副食含钠量<700毫克，病情严重的<500毫克。除禁用食盐、酱油和含盐调味品外，还应避免含纳高的食物，包括加碱馒头、加碱面条、添加有小苏打和谷氨酸的食品、发酵豆制品、咸味食品等。注意蔬菜中的含钠量，如每百克茴香含纳186毫克，每百克芹菜含纳159毫克，这些蔬菜应慎食。

低钠膳食也只能短期采用。病情好转后，钠盐控制量要随之更改，预防低钠综合征。

减轻心脏负荷——控水和补钾

控水 心衰患者应限制喝水，液体补充每天1000-1500毫升，夏季2000-2500毫升。严重心衰尤其是伴有肾功能减退的患者，排水能力降低，在采用低钠饮食的同时将液体摄入量控制在500-1000毫升，尽量不渴不饮。

补钾 患者服用利尿剂容易缺钾，缺钾引起心律失常、肠麻痹、呼吸麻痹等严重后果。长期使用利尿剂患者应多食含钾丰富的食物，必要时给予补钾治疗。

常见食物钾含量（毫克/100克）

食物名称	含量	食物名称	含量	食物名称	含量
紫菜	1796	黄豆	1503	冬菇	1155
赤豆	860	绿豆	787	黑木耳	757
花生仁	587	干枣	524	毛豆	478
扁豆	439	瘦羊肉	403	鲜枣	375
土豆	342	鲤鱼	334	河虾	329
鲳鱼	328	青鱼	325	瘦猪肉	295
小米	284	瘦牛肉	284	带鱼	280
黄鳝	278	鲢鱼	277	白玉米	262
鸡肉	251	韭菜	247	海虾	228
杏子	226	大白菜	137	油菜	210
豆角	207	芹菜茎	206	胡萝卜	193
橙子	159	柑子	154	柿子	151
南瓜	145	茄子	142	豆腐干	140
红薯	130	苹果	119	丝瓜	115
牛奶	109	葡萄	104	黄瓜	102
鸡蛋	98	梨子	97	冬瓜	78

高钾膳食一日组成和用量

主食 200 克，其中面粉 75 克，大米 100 克，小米 25 克

瘦猪肉 50 克，鳟鱼 75 克

中等大小鸡蛋 1 个，牛奶 250 毫升

苋菜、菠菜、红白萝卜、毛豆、莴笋等蔬菜共 500 克

海带 100 克，香蕉 100 克，葡萄干 100 克

炒花生仁 25 克

减轻心脏负荷——限脂

超重、肥胖不仅加重心脏负担，对循环和呼吸不利，还可能引起肺容积减少和心脏位置的变化，使病情更为复杂。控制体重必须减少食物脂肪。脂肪摄入过多抑制胃酸分泌，而且长时间停留在胃内，继而造成对心脏的包绕和压迫。脂肪又是高热量食物，吃多发胖，腹部肥胖迫使隔肌上升，压迫心脏使人闷胀不适。

减少肉类和油脂摄取，每天不超过总能量的 20%-25%。患者采用低热量膳食，可以降低身体对氧的需要和消耗，减轻心脏负荷，有利于把体重维持在正常水平或略低于正常水平，对疾病治疗很有好处。

蛋白质食物的特殊动力学作用可能增加心脏额外负担，应避免高蛋白膳食。心衰严重时，每天每千克体重摄入蛋白质不超过 0.8 克。

护心吃什么

碳水化合物易于消化，在胃中停留时间短、排空快，有助于减少心脏压力。主食每天 300-350 克，以富含淀粉多糖的谷类为主。

维生素 B_1、叶酸、维生素 C 都是水溶性维生素，其共同特点是不易在体内储存。缺乏维生素 B_1 诱使心衰加重，缺乏叶酸可能引起心脏增大、衰竭。护心宜吃富含维生素 B_1 的糙粮等谷类食物，富含叶酸和维生素C的蔬菜水果如番茄、豆芽、山楂、鲜枣、猕猴桃等。

　　高钙使心肌收缩增强，低钙使心肌收缩减弱，保持钙在血液中的平衡对治疗心衰有积极意义。镁帮助心肌细胞解除毒性物质，维持正常心律。鼓励患者多吃高钙食物，如牛奶、芝麻酱、绿叶蔬菜；多吃"镁食"，如菠菜、油菜、苜蓿，以及坚果、菇类、荞麦、大麦、燕麦、黑米等。

常见含镁丰富的食物（毫克/100克）

食物名称	含量	食物名称	含量
大黄米	116	大麦	158
黑米	147	荞麦	258
麸皮	382	黄豆	199
苋菜	119	口蘑白蘑	167
干木耳	152	干香菇	147
干发菜	129	干苔菜	1257

　　为避免胃肠胀气诱发心衰，应少吃产气、胀气食物如豆类、洋葱、蒜苗、生萝卜、生甘蓝、果汁、果酱等，并尽可能少食多餐。

心衰低盐低能量软食举例

餐次	食物和用量
早餐	牛奶（250毫升）、馒头（面粉50克）、拌口蘑（30克）
加餐	香蕉（100克）
午餐	米饭（大米100克）、烧鲤鱼（50克）、炒小青菜（100克）
加餐	脱脂酸奶（200毫升）
晚餐	米饭（大米100克）、甜椒鸡丝（甜椒100克、鸡丝50克）、烧冬瓜（冬瓜100克）

话题延伸：哪些是护心好习惯

　　休闲、散步、有氧运动、适度娱乐等，是爱护心脏的好习惯。生气、劳累、压力、食盐过量、大吃大喝、剧烈运动、吸烟酗酒等，是损伤心脏的坏习惯。爱护心脏就要克服不良习性，培养护心养心的好习惯。

脂肪肝医学营养治疗

早在 2002 年，中国城市居民的脂肪供能比就已达到 35%，超过了世界卫生组织推荐的 30%的上限。生活好了，餐桌上油水越来越厚，酒味越来越浓，脂肪肝同传染性肝病相比，大有后来居上之势。

别让肝脏代替"脂肪库"

脂肪肝是怎样形成的？简单地说，是脂肪在肝脏内外积聚的结果。

本来，体内脂肪有自己的"库房"——一些专门储存脂肪的细胞和组织，肝脏只是它的"临时住所"，容量很有限。当摄入脂肪过多，"脂肪库"饱和容纳不下，多余的脂肪只好停留在肝脏。肝脏没有能力处理掉这么多脂肪，任其蓄积，脂肪在肝内总量超过常量的 1 倍（肝实质脂肪浸润 40%-50%），脂肪肝就形成了。

肝脏代替"脂肪库"储存脂肪，麻烦也就跟着来了。肝脏内外的空隙被脂肪占据，变得胖乎乎的肝脏岂能正常发挥功能？接下来的后果可能是肝细胞坏死、肝硬化。

引起脂肪肝最常见的原因是肥胖（尤其是腹部肥胖）、糖尿病、高脂血症、酗酒、妊娠、药物等，营养不良的消瘦者也可能出现脂肪肝。脂肪肝是人体代谢紊乱的早期征兆，同时预示肝脏损伤和一些潜在疾病。在早期，轻度患者没有任何症状，持续时间一长，出现食欲缺乏、腹胀、乏力、肝大、肝区隐痛、压痛等，肝脏功能减退。

脂肪肝并不可怕，越早发现越容易治愈。发现得晚了，或者已经发现了但不及时就医，后果很严重。据统计，脂肪肝可以让 50 岁以下的患者减寿 4 年，让 50 岁以上的患者减寿 10 年。一些人就是从脂肪肝—脂肪性肝纤维化—肝硬化—肝癌，走上不归之路的。

"暴走妈妈"的营养学意义

2009 年媒体报道，武汉陈玉蓉为了"割肝救子"，每天步走 10 公里，每餐只吃"半个拳头大小的米饭团"，用 7 个月时间减轻体重 8 千克，不仅治愈了自己的脂肪肝，还最终完成了"割肝救子"的心愿。"暴走妈妈"的举动诠释了母爱的无私和伟大，也揭示了营养学意义——治愈脂肪肝，非控制能量、减轻体重不可。

人的生命活动需要能量，能量来源于各种动植物食物。食物蛋白质、脂肪、碳水化合物被人体消化吸收后，一方面经合成代谢构成机体的组织成分，或者去更新衰老的组织；一方面经分解代谢释放出化学能，再经过转化成为人体各种能量的来源，用以维持心脏跳动、肌肉收缩、腺体分泌等生命活动。

人体对能量的摄取与消耗处于平衡状态。能量摄取不足，机体就会动用自身储备去满足生命活动的需要，甚至被迫消耗自身组织。长期处于饥饿状态的人，生长发育迟缓，甚至生命活动停止。相反，能量摄取过多在体内不断储存也会带来麻烦：林林总总的"富贵病"、"文明病"，都与能量过剩而消耗不足有密切关系。被列入"富贵病"的脂肪肝也不例外。能量过剩促使体内脂肪合成增多，被迫在肝脏蓄积。而减少能量脂肪摄入，促使身体消耗和动用自身积存的脂肪，就可能消除脂肪肝。

每个人的身高、体重、年龄、工作性质、肝脏状态各不相同，应该采用有区别的适合自己的方法去控制能量、控制体重。这里我们给出一个大致建议：体重正常的脂肪肝患者能量摄入 105-126 千焦（25-30 千卡）/每天每千克体重，肥胖或超重者 84-105 千焦（20-25 千卡）/每天每千克体重。

人体能量来自脂类、碳水化合物和蛋白质三大产能营养素。低能量食物具备 2 个条件：一是含三种产能营养素少；二是含水分和膳食纤维多。脂肪肝患者可多选低能量食物。

低能量食物（以 100 克可食部分计算）

食物名称	能量千焦（千卡）	食物名称	能量千焦（千卡）
白醋	25（6）	西葫芦	22（10）
冬瓜	46（11）	油菜	46（11）
笋瓜	50（12）	海带	50（12）
番茄	50（12）	生菜	54（13）
豆浆	59（14）	大白菜	59（14）
芹菜	59（14）	萝卜缨	59（14）

食物名称	能量千焦（千卡）	食物名称	能量千焦（千卡）
小白菜	63（15）	黄瓜	63（15）
佛手瓜	67（16）	莴笋叶	75（18）
绿豆芽	75（18）	小水萝卜	75（18）
苦瓜　胡萝卜	80（19）	香菇	80（19）
芦笋	80（19）	丝瓜	84（20）
油菜薹	84（20）	草菇	96（23）
辣椒	96（23）	葱　菜花	100（24）
菠菜	100（24）	泡发蹄筋	105（25）
泡发海参	105（25）	西瓜	105（25）
木瓜	113（27）	杏子　李子	151（36）
葡萄	180（43）	梨子	184（44）
桑葚	205（49）	柑橘	213（51）
石榴	264（63）	柿子	297（71）
桂圆　荔枝	297（71）	香蕉	381（91）

减重：快速还是缓慢

既然肥胖是形成脂肪肝的重要原因，减重是预防和治疗脂肪肝的首选，那么，快速减重好还是缓慢减重好？答案很明确：不能快速减重，减重过快造成脂代谢异常，那些代谢不完整的脂肪沉积在肝内引起肝功能减退。限制食物脂类每天每千克体重 0.5~0.8 克，同时避免食用高胆固醇食物。

这里，推荐一份含 27 克脂肪的食物量（27 克脂肪约相当于一个成年人一天 1/3 的脂肪需要量）。这些食物隐含的脂肪也许是被你平时忽略掉的，控制脂肪摄入可参照下表减去相应的份额。

当然，脂肪对脂肪肝患者并非一无是处，必需脂肪酸就是好东西，它参与磷脂合成，帮助脂肪从肝脏顺利运出，有利于防治脂肪肝。可选用富含亚油酸、亚麻酸的核桃油、花生油、葵花籽油、大豆油、麻籽油、芝麻油、玉米油等，连同肉类一起，脂肪总量控制在 40–50 克/天。植物油中的谷固醇、豆固醇还能阻止或消除肝细胞脂肪变性。

含 27 克脂肪的食物量

食物名称	食物量（克）	食物名称	食物量（克）
小麦胚芽	297	白玉米面	600
黄玉米面	828	高粱米	897
薏米	909	大黄米	1000
黑米	1080	小米	1193
荞麦	1300	鲜玉米	2250
糯米	2700	籼米	4500
红薯	15000	腐竹	124
青豆	169	黄豆	169
黑豆	170	豆腐	730
豆腐干	750	豌豆	2727
蚕豆	3000	绿豆	3375
红小豆	4500	口蘑	818
黑木耳	1800	干香菇	2250
炒葵花籽	51	炒榛子	54
炒花生	56	炒南瓜子	58
腰果	74	黑芝麻	58
干核桃	141	鲜板栗	3857

吃糖：保肝与增重的困惑

上世纪 50 到 60 年代天灾人祸，国人饿肚皮，肝病非常普遍。那时唯一用来保护肝脏的营养品就是白糖、红糖，所以老辈人都知道吃糖能保肝。

吃糖能保肝，是因为肝内大约储存着机体 1/3 的糖原，一旦有需要，肝脏糖原就会分解为葡萄糖为人提供能量。肝糖原储备充足，肝细胞就会卖力工作，葡萄糖醛酸与肝内有毒化合物（细菌、毒素、酒精、砷等）结合，消除、减轻它们的毒性或生物活性，保护了肝脏。

然而，过犹不及，过则有害。吃糖（碳水化合物）过多容易增重，也容易形成脂肪肝。过量的糖转变成乙酰辅酶 A，进而合成脂肪酸储存于肝内，而限制吃糖也就减少了肝内脂肪的生成。

在保肝与增重之间，脂肪肝患者该如何选择？每日三餐主食量不超过总能量的 60%，以谷类为糖的主要来源，禁食精制糖、葡萄糖、蜂蜜、果汁、果酱和各类甜点。吃水果也要限量，最好不喝甜饮料。甜饮料里的果糖进入肝脏直接合成脂肪，喝得多了，引起胰岛素敏感度下降，促使脂肪肝发生。

让肝细胞修复的营养素

蛋氨酸、胱氨酸、色氨酸、苏氨酸、赖氨酸等，既是肝脏生长所必需的营养素，有利于肝细胞再生，又能促使已经损伤的肝细胞得以修复。高蛋白食物首选奶类、鱼类、大豆制品、瘦禽肉、鸡蛋清，每天 1.2–1.5 克/千克体重。

肝内储存着人体所需要的多种维生素。肝细胞发生病变，肝脏的储存能力降低了，若不及时补充就会引起维生素缺乏。为保护肝细胞，防止毒素对肝脏的侵害，脂肪肝患者应及早补充 B 族维生素、叶酸、维生素 C、维生素 A、维生素 E、维生素 D、维生素 K 等，多食新鲜蔬菜、水果和菌藻类食物。新鲜的蔬菜汁有助于减少脂肪囤积，值得推荐。

脂肪肝低脂高蛋白高纤维膳食食谱举例

餐次	食物和用量
早餐	淡豆浆（200 毫升）、香菇蔬菜包（香菇 30 克、青菜 50 克、面粉 50 克）、酱汁黄豆（黄豆 30 克）、蒜泥拌黄瓜（黄瓜 100 克）
午餐	米饭（大米 100 克）、桂花鸭（鸭肉 100 克）、番茄烩豆腐（番茄 100 克、豆腐 100 克）、虾皮萝卜汤（虾皮少许、萝卜 50 克）
加餐	西瓜 500 克
晚餐	米饭（大米 100 克）、莴笋炒肉片（莴笋 100 克、瘦肉 50 克）、清蒸鲈鱼（鲈鱼 120 克）、蘑菇鸡蛋清汤（蘑菇 50 克、鸡蛋清 1 个）

食物选择

宜食食物：

（1）高蛋白低脂肪食物，如脱脂奶类、低胆固醇鸡蛋、鱼、虾、去皮鸡肉、兔肉、大豆及其制品。

(2) 多种植物油轮换食用。

(3) 富含膳食纤维的粗粮、杂豆、菌类，如小米、玉米、芸豆、木耳、菇类等。

(4) 富含维生素和生物活性物质的蔬菜、水果、茶叶，如芹菜、韭菜、竹笋、香蕉、油菜、菜花、山楂、乌龙茶、龙井茶等。

忌食食物：

(1) 各种动物脂肪，以及浓鸡汤、浓鱼汤、浓肉汤等。

(2) 含精制糖的各种糖果；含糖果汁、饮料、蜂蜜、果酱、蜜饯等；高糖点心。

(3) 刺激性强的食物和调味品。

(4) 各种酒类。

话题延伸

一、戒酒，还是戒酒

脂肪性肝病可以分成两类：酒精性脂肪肝和非酒精性脂肪肝。单从字面理解就知道，酒精性脂肪肝是喝酒喝出来的。

酒精的化学名称叫乙醇，"酒过三巡、菜过五味"之后，这个东西便进入胃肠吸收，又经门静脉输入肝脏，代谢后变成了"乙醛"。乙醛在肝脏里兴风作浪，干扰肝脏对脂肪分解，致使脂肪在肝内沉积形成脂肪肝。既然酒精性脂肪肝是由过量饮酒引起的，预防和治疗的办法就简单了，两个字：戒酒。

二、健肝运动保健康

减轻体重最好的办法，除了控制一日三餐摄入的总能量之外，就是加大运动增加能量消耗。"暴走妈妈"坚信"多走一步路，少吃一口饭，离救儿子的那天就会近一点"，她的成功表明，节食+运动可以使脂肪肝发生逆转，促进肝脏功能恢复。

保肝、健肝选择中等强度的有氧运动，避免过度劳累。中速步行、慢跑、骑自行车、游泳、做体操、跳舞、打羽毛球等都是适合的方式。运动每周5–7次，时间维持在20–60分钟较好。健肝操、足掌行走法，护肝养肾效果较好。

胃炎医学营养治疗

"能吃能喝就是福"，有了好胃肠才有好口福，有了好口福才有好身体。要让胃努力工作，使人既享受美滋美味又源源不断攫取养分，就必须呵护我们的胃，尊重它的秉性喜好和工作规律。冷热酸甜，频频刺激；饥饱无常，猛吃海撮，最终都会伤害娇贵的胃肠。

机械消化与化学消化

胃是人体整个消化系统的"前沿器官"。这个长得弯弯的像口袋一样能膨胀也能收缩的器官，担负着机械消化与化学消化的双重任务。

从食管进入胃的食物，首先接受胃的挤压，变成糨糊状物体——"食糜"。胃窦像一盘"磨"，将食物研磨成 0.5 毫米大小的颗粒；胃幽门像一面"筛"，让变得细小光滑的食物颗粒透过"筛孔"，一节一节被推进小肠。贲门、幽门分别位于胃"口袋"的两头，胃上端的贲门开口松弛，胃底部的幽门开口紧致。食物在胃里"宽进严出"，由大变小、由粗糙变细腻的加工过程，叫做"机械消化"。

除机械消化外，胃每天分泌胃酸（盐酸）等消化液 1500 毫升，用来消化各种食物。胃分泌消化液消化食物的过程，称之为"化学消化"。

一个怪圈

急性胃炎以急性单纯性胃炎最常见，病变位置可以是胃窦部，也可侵犯全胃，典型症状是上腹部疼痛或不适，恶心、呕吐，食欲减退，有的出现发热、腹泻、头痛、畏寒、脱水、肌肉痉挛等中毒症状。

慢性胃炎是由多种病因引起的胃黏膜慢性炎症性疾病，发病率随年龄增长而增加。炎症病变局限于胃黏膜表层的，是"浅表性胃炎"。炎症病变弥漫到胃黏膜整体并伴有胃黏膜萎缩的，是"萎缩性胃炎"，大约1%的萎缩性胃炎有可能演变成胃癌。

胃炎患者常常陷入一个怪圈：炎症造成疼痛、腹胀、反酸等种种不适，自然而然便减少了进食；进食减少，消化不良，又导致营养缺乏，消瘦、贫血、体质虚弱。一般情况是，胃病越严重，吃得就越少；吃得越少，越容易营养不良，炎症也越难以愈合。

胃炎反复发作导致营养不良，长期营养不良既不利于炎症愈合，又不利于整体健康。因此，打破怪圈，加强营养治疗便成为胃炎康复的途径，俗话讲胃病"三分治、七分养"也是这个道理。

急性胃炎：减轻胃负担

突发急性胃炎，营养治疗最要紧的是减轻胃负担，修复受损的胃黏膜。

(1) 禁食 急性胃炎一旦发作，应禁食 24-48 小时，依靠静脉营养补充水分和电解质。这样做有利于胃排空，确保胃充分休息恢复功能。

(2) 大量饮水 急性胃炎患者常伴有呕吐或腹泻，丢失大量水分，以致造成脱水。可多次适量饮用糖盐水，补充水分、能量和钠离子。

(3) 少量多餐 病情缓解后，每天进食 5-7 餐流食，每餐分量少于 300 毫升。之后可吃低脂少渣半流质饮食，如菜米粥、瘦肉粥、面片、馄饨、面包、馍片等，直到逐渐恢复正常饮食。

急性期流质食谱举例

餐次	食物和用量
早餐	蛋白米汤 250 毫升
加餐	牛奶 200 毫升
午餐	蒸嫩蛋羹 200 毫升
加餐	苹果汁 250 毫升
晚餐	米糊 250 毫升
加餐	藕粉 200 毫升

缓解期低脂少渣半流质食谱举例

餐次	食物和用量
早餐	米粥（大米 50 克）、蒸嫩蛋羹（鸡蛋 1 个）、面包 1 片
加餐	脱脂牛奶（200 毫升）
午餐	肉末碎冬瓜软面条（肉末 50 克、冬瓜 50 克、面条 100 克）
加餐	苹果 100 克
晚餐	蘑菇鸡肉粥（蘑菇末 50 克、鸡肉末 50 克、大米 50 克）、烩丝瓜（100 克）
加餐	脱脂牛奶冲藕粉（牛奶 200 毫升、藕粉 25 克）

让蛋白质修复你的胃

临床发现，与蛋白质缺乏关系密切的疾病中，胃炎算一个。这是因为，同大脑、心脏、肺脏、肝脏、肾脏五大"生命器官"相比，胃在人体中的地位相对次要。五大器官的健康状况直接关系生命的存在，对蛋白质拥有"优先使用权"，急需时常常拿走体内蛋白来满足自身需要。如此一来，胃肠、肌肉等次要的器官组织就容易形成蛋白质缺乏。

我们人体具有强大的自我修复功能，蛋白质就是人体最好的修复原料。如同修建房屋需要钢筋水泥等建筑材料一样，修复胃黏膜损伤离不开充足的优质蛋白质。

营养学上，蛋白质好与差的标准是由吸收利用率来判定的。动物蛋白的利用率高于植物蛋白（大豆蛋白例外），氨基酸模式合理，能被机体很好的利用和储存，对修复受损胃黏膜，改善营养状况有很大帮助。胃炎患者尽量选择营养价值高的动物蛋白，总蛋白每天 1 克/每千克体重。换算成食物：体重 60 千克的患者，每天 1 杯奶、1 个蛋、1

常见食物蛋白质含量比较（以 100 克可食部分计算）

食物	含量（克）	食物	含量（克）
奶酪	26.4	羊肉	20.5
虾	18.6	鸡胸肉	18.5
鱼	18	牛肉	17.8
猪肉	14.6	鸡蛋	12.9
酸奶	3.1	牛奶	3
黄豆	35.6	豆腐	12.2

把豆、100 克瘦肉，全天 60 克蛋白的摄入量就够了。

慢性胃炎：调整胃功能

慢性胃炎营养治疗的目标是，帮助胃黏膜修复，通过调整膳食结构增加或减少某些营养素，纠正营养不良。

维生素 A 维持上皮细胞的正常形态，促进溃疡愈合，有利于胃黏膜修复。维生素 C 阻断亚硝胺合成，降低胃炎癌变发生率。胡萝卜素、B 族维生素保护消化道上皮细胞。维生素 B_{12}、叶酸和铁对出现贫血的胃炎患者有益。这些营养素在肉类、蛋黄、豆类和新鲜的蔬菜水果中找得到。最好现买现做现吃，不吃存放过久和反复加热的菜肴，以减少亚硝酸盐生成和蛋白质分解。

胃酸分泌过多，适合饮用牛奶、豆浆，吃烤面包、含碱馒头，中和或抑制胃酸。胃酸分泌少，吃浓肉汤、浓鸡汤、酸奶、酸味水果和鲜榨果汁，增加胃酸分泌，促进食欲和帮助消化。

保护胃黏膜要少吃"咸食"，"咸食"吃多了伤胃。胃之所以分泌胃酸是为了消化食物，但高强度的胃酸又会对胃黏膜和消化道形成侵蚀。奇妙的是，我们的胃会释放一种黏稠的液体，覆盖在消化道上保护自己。怕就怕吃得过咸，食盐能破坏这层屏障，让胃黏膜赤裸裸地暴露出来，承受酸甜苦辣的频频刺激。胃病患者要自觉控制咸盐进口，也要少吃或不吃咸肉、咸鱼、腌菜等"看不见的盐"。

慢性胃炎食谱举例

餐次	食物和用量
早餐	瘦肉粥（瘦肉 25 克、大米 50 克）、烤面包（果酱 25 克、面包 50 克）、拌豆腐（50 克）
加餐	酸奶（200 克）、馒头干 2 片
午餐	软米饭（100 克）、丝瓜烩肉丸（丝瓜 100 克、瘦猪肉 50 克）、番茄烩鱼片（番茄 100 克、青鱼 50 克）
加餐	鲜榨蔬果汁（200 毫升）
晚餐	鲜肉馄饨（瘦肉 50 克、鸡蛋 1 个、面粉 100 克、胡萝卜 100 克）
加餐	水果泥（150 克）

慢性胃炎食物选择

宜食食物：

（1）易于消化的优质蛋白质，如牛奶、酸奶、鸡蛋、大豆制品、新鲜鱼虾、嫩鸡肉、瘦猪肉等。

（2）促进消化的发酵食品，如酸奶、腐乳、醪糟、馒头等。

（3）新鲜少渣的蔬菜、水果。

少食忌食食物：

（1）容易引起饱胀的食物，如肥肉、红肉、甜食、年糕、糯米饭、熟香蕉、油炸食品等。

(2) 容易引起反酸的食物，如糖果、咖啡、奶酪、胡椒、洋葱、浓茶、甜点、巧克力、冰激凌、烟酒等。

(3) 粗纤维食物，如粗粮、韭菜、芹菜、整粒豆、薯类等。

(4) 过冷、过热、坚硬不易消化的食物，如冷饮、麻辣烫、腊肉、牛筋等。

胃病无须过分忌口

经常听人说忌口，也看到胃炎患者在没有腹痛腹胀的情况下主动忌口：宁愿喝粥，放弃吃"硬"食；宁愿吃素，不沾一点荤腥。有些患者不是积极寻求药物治疗，而是只吃"好消化"的食物来缓解痛胀。过分"忌口"的结果不但无助于胃病治疗，还会因营养不良而延误病情。

上世纪90年代之前，医生们普遍认为胃黏膜防御机制受损是慢性胃炎胃溃疡最主要的发病因素，于是，加强对胃黏膜保护就成了重要的治疗原则。接下来一个自然的结论便是：凡生、冷、硬、粗的食物都会对胃黏膜形成刺激，都可能伤害到胃黏膜，患者必须"忌口"。

随着医学发展，医学界找到了导致慢性胃炎胃溃疡最重要的致病因素——幽门螺杆菌。这是一种酷似"微型老鼠"的致病菌，拖着一条长长的尾巴，口口相传、粪口相传，在空气、食物、碗筷中存在，甚至刷锅的钢丝球、擦手毛巾、清洁拖布等也能传播。

好了，既然幽门螺杆菌是罪魁祸首，那么，过分忌口反倒不如实行分餐，并经常更换餐具清洁用品。

其实，胃肠道也需要"锻炼"，适当吃点刺激性食物就是一种锻炼。当然，锻炼的前提是不加重症状，胃肠能够承受。如果稍微吃一点刺激性食物胃就疼痛，说明病情比较严重，这时就要忌口，同时服用药物强化治疗。单单依靠忌口避免胃痛，并不可取。

不妨如此：试着吃一点"忌口"食物，只要不加重疼痛就继续吃下去，由少到多，慢慢添加。比如把水果放在饭中吃，既能减少胃部不适，又能补充维生素和膳食纤维。

在营养学里，没有任何一种天然食物能够满足人体需要的全部营养素，不同食物都含有对人体有用的成分。培养良好的饮食习惯，吃得杂一些，种类多一些，对健康大有裨益。过分忌口的后果只能造成营养不均衡，弊大于利。因此，用药物（抑酸剂、黏膜保护剂、消化酶、促胃动力）控制症状的同时调理营养，双管齐下，是慢性胃炎患者积极有效的治疗途径，过分忌口真的并不重要。

话题延伸

我们天天进食、顿顿吃饭，罹患胃炎的机会很多。当你感觉胃口特别好的时候，很可能也在不经意中伤害了你的胃。平时养胃很重要，"三分治七分养"。

一、不做胃不喜欢的事

（1）饮食无规律　我们的胃是一个勤恳工作的器官，到了"饭点"

就会分泌胃酸，为消化食物做好准备。不按点吃饭，只会让胃酸的分泌无规律可言，这等于改变了胃的习性，对胃伤害很大。

饮食无规律还包括暴饮暴食、饥饱无度。正常情况下，胃能容纳500-600毫升食物，每分钟收缩3次。暴食暴饮，胃容量被迫撑大到1000毫升，胃里装满食物，胃酸加紧分泌，过多的胃酸向食管反流，也为反流性食管炎埋下了隐患。

（2）酗酒　酒精对胃刺激很大。临床观察，10度以上的酒就会对胃造成程度不等的损伤。

（3）进食太快　每个人口腔里都有医治胃病的良药——唾液。唾液含多种消化酶、溶菌酶，不仅阻止细菌繁殖还能中和胃酸，间接地保护胃黏膜。吃饭细嚼慢咽，可以刺激口腔分泌更多的消化酶，更好地帮助胃肠消化吸收。

（4）冷饮　冷饮使胃肠道血管收缩，妨碍食物消化吸收。"胃暖暖的才舒服"。

（5）四个不　不要每餐吃撑；不要吃过就睡；不要饭后弯腰动作；不要紧束胸腹部。睡觉采用右侧卧位，有助于胃排空。床头抬高30度角，可防胃酸反流。

二、散步是最好的"保胃"运动

晚饭后半小时到空气清新、有花有草的地方走一走，既愉悦身心又护胃养胃。散步使整个内脏处于微微颤抖状态，配合有节奏的呼吸，使腹部肌肉前后收缩，横膈肌上下运动，对胃是一个很好的按摩和锻炼。

哮喘医学营养治疗

在我国，哮喘发病呈现沿海高于内地、城市高于农村、经济发达地区高于经济欠发达地区的趋势。无疑，生活水平提高和接触过敏原增多是哮喘增长的重要原因。平时疏于防范，等到哮喘发作才赶去医院，往往要付出沉重的代价和高昂的医疗成本。

对付哮喘最好的办法——避免发作。

坐在胸腔上的"大象"

哮喘是气道平滑肌痉挛引起的气道阻塞性疾病，也是一种影响支气管功能的长期过敏症状或慢性气道炎症。哮喘一旦发作，支气管肌肉组织收缩挤压，呼吸马上变得极其困难，以至达到窒息程度。

美国著名营养专家艾尔·敏德尔如是描述哮喘发作的濒死感："好像有一只大象正坐在自己的胸腔上，您的心脏开始努力地工作，脉搏也跟着比赛似地想要补足氧气的不足。忽然之间，您透不过气来，开始觉得很惊慌……"由于肺部气管变得紧缩，削弱了呼吸功能，患者常因呼吸不畅而窒息，或因心力衰竭、体力不支而死亡。

哮喘是严重的呼吸道疾病，不但难以根治，还会引起自发性气胸、肺部感染、呼吸衰竭、慢性支气管炎、肺气肿、肺心病等。有些药品虽能减轻症状，让患者获得暂时的舒缓和松弛，但接下来稍不留意便会遭受另一次发作的折磨，而后再次加大用药剂量。如此反复，恶性循环，对根除疾病一点好处也没有。对付哮喘，最好的办法就是避免发作。

食入式过敏原

哮喘之所以成为世界医学难题，是因为它的病因至今尚不明晰。许多研究认为，遗传和环境是哮喘发病的危险因素。加工食品中添加的某些化学物可能成为吃进肚子的致敏原，琳琅满目的食品隐藏着防不胜防的安全问题。常见致敏食物有：

牛奶、鸡蛋、牛羊肉、香油、巧克力；

小麦、燕麦、馒头等谷类食物；

柑橘、芒果、桃子、苹果、樱桃、荔枝、猕猴桃等水果类食物；

核桃、花生、腰果、开心果等坚果类食物；

鱼类、贝类、虾蟹等海鲜类食物；

黄花菜、芹菜、花菜、辣椒、蒜苗、豆芽、葱、姜、大蒜等蔬菜类和野菜类食物。

被称为"食入式过敏原"的，还有酒精、毒品、抗生素等。

进食这些食物诱发的过敏反应，如果只是嘴唇发痒肿大，一般可自行消退。如果出现喉头水肿就要高度警觉了。喉头是一个松软的器官，一旦水肿就会阻塞气道，使人呼吸困难以致休克。这时应毫不犹豫，立即去医院救治。

食物过敏还有个奇特现象——吸入式过敏。比如，有人喝牛奶，身边对牛奶过敏的人跟着就会发生过敏；对花生过敏的人，看见别人吃花生自己跟着过敏；对面粉过敏的人，看见别人吃面食自己过敏等。

哮喘病发作常和食物过敏有关，需要找出诱发哮喘的致敏食物加以避免。

观察和寻找致敏原

密切观察和记录摄入食物的品种、数量，从中掌握规律，就能避免或减少因食物诱发的过敏性哮喘。比如对异体蛋白过敏的，应慎食各种含蛋白食物、牛奶等奶类、鸡蛋等蛋类、海鲜等海产品、黄花菜等蔬菜、面粉等面食，以及其他。儿童过敏主要是食物过敏，对儿童进食状况应特别关注。

对花粉过敏的人选择水果有讲究：荔枝、桂圆、红毛丹、芒果、桃子等，与蒿草花粉过敏原一致；苹果、梨子、樱桃、核桃、杏子、榛子、李子等，与桦树过敏原一致。对蒿草花粉、桦树过敏的人，吃这些水果时要特别留意。还有，对柑橘过敏的人，可能对腰果也过敏；

对尘螨过敏的人，可能对螃蟹也过敏。因为它们同属于一类物种，存在交叉过敏的可能。

均衡营养要求多种食物搭配进食，尽量避免长期吃单一食物。可以从少量、极少量过敏性食物开始尝试，逐渐适应，变致敏食物为不致敏食物，以满足健康对多种营养的需求。

营养防范发作

哮喘发作与肺炎有关，因此，有助于防止或减轻肺部炎症的营养素都可能避免哮喘复发。

几种维生素 一种叫做"组织胺"的物质可促使哮喘恶化。维生素 C 抑制组织胺释放，促进抗体形成，提高白细胞吞噬功能，增强机体免疫力。维生素 E 是人们熟知的抗炎剂，有助于防治哮喘发作。维生素 A、β-胡萝卜素维护气道上皮细胞防御功能，提高呼吸道抗感染力。维生素 B_{12}、维生素 B_2、维生素 B_5（泛酸）、维生素 B_6 是天然的"压力克星"，也有避免哮喘发作的作用。

两种矿物质 钙具有增强气管抗过敏的能力；镁有助于缓解肺部肌肉支气管痉挛，使呼吸道扩张。

充足补水 哮喘患者体内失水较多，补充水分能稀释痰液，使人顺畅呼吸。

对防止哮喘可能有帮助的食材 甘草有止咳平喘作用（高血压患者不宜多用）。银杏是天然抗炎剂，可预防因呼吸道发炎引起的哮喘发作，并帮助把氧气输送到全身组织使之得到充分利用（注意不可服食过量）。咖啡因是茶碱的"亲戚"，它能舒张气管平滑肌，帮助打开支气管通道。洋葱可抑制造成气管痉挛的化合物产生，也能松弛支气管肌肉组织。新鲜菠萝被誉为自然界的"强力抗炎剂"，有助于缓解过敏和气喘。萝卜、丝瓜、冬瓜、黑木耳、梨、香蕉、枇杷、蜂蜜、杏仁等，也是哮喘患者的宜用食物。

避免刺激性食物和油腻食物　冷饮过量是夏季诱发食源性哮喘的主要原因。不吃过甜、过咸、过冷、过热的食物，戒烟忌酒，对患者不仅是必要的也是急需的。

哮喘呈持续状态时应给与静脉营养补充。

话题延伸：控制哮喘，你能做的六件事

第一件事：排查、确定过敏原

过敏原是包括过敏性哮喘在内的过敏性疾病发生的必要条件。写进医学文献的引起过敏反应的抗原物质近 2 万种之多，常见的也有 2000~3000 种。其中，吸入式过敏原如花粉、柳絮、粉尘、螨虫、动物皮屑、油烟、油漆、汽车尾气、煤气、香烟。接触式过敏原如冷空气、热空气、紫外线、辐射、化妆品、洗发水、洗洁精、染发剂、肥皂、化纤用品、塑料、金属饰品（手表、项链、戒指、耳环）、细菌、真菌、病毒、寄生虫。注射式过敏原如青霉素、链霉素、异种血清等。某些药物如普来洛尔、阿司匹林等，以及气候变化、妊娠、运动乃至

呼吸道感染、烧伤等，都可能成为哮喘诱发因素。

细心寻找日常生活中的过敏原，发现和确定呼吸道刺激诱因，尽可能避免接触它们。建议患者在医院变态反应科做个专门检查，确认或排除过敏原，进行脱敏治疗。

第二件事：携带肾上腺素

肾上腺素是人体激素，对过敏和哮喘的人有减轻喉头水肿，快速收缩血管，恢复心脏功能的作用，可救人于危难。严重过敏性哮喘患者要随时随地携带肾上腺素注射笔或肾上腺素针剂，危急时刻隔着衣裤注射，让自己转危为安。

第三件事：营造安全的家居环境

不管你的居室有多么整洁，可能还是窝藏了尘螨、真菌、病毒、寄生虫。"地毯是最麻烦的，它就像深深的蓄水池，储藏起大量的有毒物质、危险的细菌和诱发哮喘的变应原"，说不定哪一天，它们会让你喘不上气来。预防措施：①勤晒被褥。②勤洗澡。③更换床垫、被芯、枕芯、布艺窗帘、布艺沙发。④开窗通风，保持室内清新干燥。⑤过敏后进行必要的药物、免疫治疗。

第四件事：运动适时适量

体育锻炼能有效增强心肺功能，促进血液循环，提高身体对温度和环境的适应力，是调节身体机能预防哮喘的重要保健方法。哮喘患者运动要适量，以游泳、步行等有氧运动为宜；运动要适时，在饭后2小时进行。

第五件事：学会放松

压力会加重和引发哮喘。深呼吸、瑜伽、太极拳、散步和一些简单的放松技巧，都能减轻紧张焦虑。

第六件事：减少抗生素使用

抗生素使用超时、超量、不对症，可能为哮喘埋下"定时炸弹"。不要随意使用抗生素，必须使用时遵从医嘱。

有哮喘的人可以去看鼻科医生，鼻息肉堵塞也会引起憋气。但此"憋气"非彼"憋气"，区分二者才能诊治到位。

胆石症、胆囊炎医学营养治疗

　　无论在胆囊还是在胆管出现结石，都被称作"胆石症"。胆石刺激或梗阻会造成胆囊发炎，胰液反流进入胆囊也会引起胆囊感染发炎。胆石症、胆囊炎是胆道最常见的两种疾病，二者往往同时存在，或者互为因果。

肝胆相照

　　肝脏与胆囊好似一对亲密无间、休戚与共的"兄弟"。

　　胆附着在肝上，肝包裹着胆，任何一方患染疾病都会殃及对方。患上胆结石可能导致肝脏感染；肝脏有了毛病可能累及胆囊发炎。用"肝胆相照"描述这一对同甘共苦的"兄弟"，多么贴切！

　　肝脏每天制造胆汁约1000毫升，存放在与之相连的胆囊里。这是一种黏稠的黄绿色的碱性液体，带有苦味。胆囊"仓库"是个梨形的袋状器官，约10厘米长，专门储存和浓缩胆汁。

人进食后胆囊开始收缩，排放胆汁进入十二指肠，乳化食物脂肪，让它们变成一滴一滴小的油珠而后吸收。假如胆囊里的"石头"占据了"仓库"存放胆汁的地方，或者胆管里的"石头"堵塞了胆汁通道，都会引起胆汁排放不畅，出现消化不良。

"小石头"在身体里可以藏匿多年，或许毫无症状，或许只是偶尔让你感觉上腹部沉重憋闷，右下肋隐隐作痛。最容易引起胆绞痛的是不大不小的"石头"，它在体内移位，恰好嵌顿在胆管开口处形成堵塞，引起胆囊剧烈收缩痉挛疼痛。结石长期存在反复刺激，胆囊发炎感染，严重的引起胆囊穿孔、胆囊坏死、急性胰腺炎、胆汁性肝硬化等，老年患者还可能因胆壁化脓、坏死、穿孔导致休克。此时再去医院治疗，就不仅仅是拿掉肚里的"小石头"那么简单了。

体内为什么会长"小石头"

好端端的身体为什么偏偏会长"小石头"？这还要从胆汁的成分和结石的分类谈起。

胆汁的成分有胆固醇、胆盐、卵磷脂等。正常情况下这些成分保持一定比例，胆固醇处于溶解状态。但当比例失调后，过多的胆固醇便沉淀下来形成结石。

胆结石有三种类型：胆固醇结石、胆色素结石、混合型结石。无论哪一种结石的形成，都和膳食行为习惯息息相关。

何谓胆固醇结石？顾名思义，胆固醇结石的主要成分是胆固醇，占胆石症的70%～80%。这是一种大小不一、表面光滑、硬邦邦的"石头"，藏匿于胆囊深处，平时几乎感觉不到它的存在。但它不安分的时候"走动"一下（移位），便搅得人牵肠挂肚般疼痛不适。高脂肪高胆固醇膳食和体型肥胖，是形成胆固醇结石的温床。天天吃荤、顿顿吃肉，胆汁中胆固醇浓度升高，当胆固醇浓度达到饱和后，就有可能沉淀下来形成结晶。

何谓胆色素结石？胆色素结石的主要成分是胆红素。相比之下，这是一种松软易碎泥沙样的"小石头"，躲在胆囊和胆管里。高碳水化合物低蛋白饮食，容易生成胆色素结石。

混合型结石是由胆固醇钙、胆红素钙等构成的成分复杂的结石。

胆结石的主要成分之一是胆固醇，长期素食就安全？NO，只吃谷类不吃肉蛋，人体需要的脂肪蛋白质摄入不足，胆汁排放减少，反而会浓缩淤积形成结石。胆汁过分浓缩淤积的另一个危害是细菌繁殖快，加速胆石形成和胆囊发炎。因此，想要避免胆结石、胆囊炎的发生和发展，规律饮食，荤素搭配，是营养预防的基本手段。

急性发作：让胆囊休息

胆结石、胆囊炎的急性发作期必须禁食，让胆囊获得充分休息以缓解疼痛不适，通过静脉补充营养，通过水分和饮料补充钠和钾。

患者疼痛减轻，恶心呕吐消失，可进食无脂肪高碳水化合物清流质饮食，如浓米汤、藕粉、果汁等。如能耐受，病情不反复，再进食低脂低胆固醇高碳水化合物半流质饮食，如脱脂奶、蒸蛋清、豆浆、蔬菜泥、清汤面等。通常1-2天，作为缓解期过渡饮食。

到了病情稳定期（恢复期），可进食"两高两低"饮食，即高碳水化合物、高膳食纤维+低脂肪、低胆固醇。

低脂低胆固醇高碳水化合物少渣半流质食谱举例

餐次	食物和用量
早餐	粥（大米50克）、花卷（面粉30克）、拌黄瓜（100克）
加餐	脱脂牛奶（200毫升、加糖15克）、果酱面包（面包30克、果酱20克）
午餐	番茄鸡蛋清面条（番茄50克、鸡蛋清60克、面条100克、冬瓜100克）
加餐	鲜橙汁（200毫升）
晚餐	粥（大米50克）、鸡末烩豆腐（鸡胸肉50克、豆腐100克）、烧南瓜（100克）
加餐	藕粉（30克、加糖20克）

全天烹调用油10克

高碳水化合物高膳食纤维低脂低胆固醇饮食食谱举例

餐次	食物和用量
早餐	粥（大米50克）、香菇菜包（青菜100克、香菇50克、面粉50克）、拌豆腐（10克）
加餐	脱脂奶（200毫升、加糖20克）、面包（50克）
午餐	米饭（大米100克）、清蒸鱼（鲈鱼150克）、黄瓜炒粉皮（黄瓜150克、粉皮50克）
加餐	鲜橙汁（250毫升）
晚餐	米饭（大米100克）、鸡丝莴笋（鸡胸肉50克、莴笋丝150克）、芹菜炒豆干（芹菜150克、豆干50克）

全天烹调用油20克

稳定期：限量与足量

限脂肪　高脂膳食促使胆囊收缩素分泌，刺激胆囊收缩，诱发或加重胆绞痛。每天脂肪摄入量40-50克，严格限制动物性脂肪，如肥肉、动物油、填鸭、肥鹅、奶油。适量选用植物油并均匀分配到一日三餐中。

限胆固醇　胆固醇绝对量的增加是引起胆固醇结石的诱因，控制好胆固醇摄入有助于降低体内胆固醇水平，减少代谢障碍和结石生成。无论急性期、缓解期还是稳定期，患者都应严格控制胆固醇摄入，每天<300毫克。

足量碳水化合物　碳水化合物易消化好吸收，对胆囊的刺激远远小于脂肪和蛋白质。碳水化合物还对补充能量，增加肝糖原，保护肝细胞有益。胆石症、胆囊炎患者宜吃谷薯类等复合碳水化合物主食，每天300-350克。提倡少量多餐，多餐刺激胆汁分泌和排放，保持胆道通畅；相反，一餐暴食引起胆绞痛，是引发胆石症、胆囊炎的诱因。

足量膳食纤维　膳食纤维既增加胆盐排泄，抑制胆固醇吸收，从而减少胆石生成并有利胆作用，又刺激肠道蠕动，促使肠内有害物排出，预防胆囊炎发作。多食粗粮、豆类、蔬菜、水果，老年人可将蔬菜水果煮烂或切碎，软化其中的粗纤维，也可选择质地柔软、刺激性小的果胶、藻胶等。

足量维生素　维生素A有助于胆管上皮细胞生长并保持它的完整

性，促进胆道修复。维生素 K 对平滑肌有解痉镇痛作用，缓解胆道痉挛。维生素 C 促使多余胆固醇转变成胆汁酸，避免结石生成。

食物选择

宜食食物：

（1）低脂优质蛋白食物，如脱脂牛奶、酸奶、鸡蛋清、鱼虾、瘦肉、去皮鸡肉、兔肉等。

（2）富含膳食纤维的食物，如嫩芽菜、花菜、胡萝卜、芹菜、土豆、南瓜、茄子、木耳、香菇、香蕉、山楂以及粗粮、糙米等。

（3）富含必需脂肪酸的植物油，如玉米油、葵花籽油、花生油、大豆油等。

忌食食物：

（1）高脂肪食物，如肥猪肉、肥羊肉、动物油脂、填鸭、肥鹅、奶油、黄油、油酥糕点等。

（2）高胆固醇食物，如动物内脏、鸡蛋黄、咸鸭蛋、松花蛋、鹌鹑蛋、鱼子、蟹黄等。

（3）油炸烧烤食物，如油条、麻花、油豆腐、烤肉串等。

（4）产气食物，如萝卜、蒜苗、洋葱、黄豆等。

（5）刺激性食物，如酒类、浓茶、辣椒、咖喱、芥末、咖啡等。

补钙能否引起结石

这是不少人都有的困惑。

的确，体内生成结石少不了钙的参与，但这并不说明减少了钙的摄入就能预防结石，或者补了钙就会促使结石形成。研究表明，补钙增加结石风险的论点缺乏依据。

在人漫长的一生中，几乎每一阶段都需要补钙。从快速生长发育的婴幼儿算起，到青春期的青少年，再到女性的妊娠期、哺乳期、绝经期，最后到每个人的老年期，都需要增加钙摄入。只要补钙符合中国居民膳食营养素参考摄入量标准：18岁以上成人800毫克/日，孕妇800-1200毫克/日，乳母1200毫克/日，50岁以上中老年人1000毫克/日，就不仅是安全的，也是有益的，不会增加罹患结石的危险。

虽然补钙不是引起胆结石的原因，但过量、重复补钙也有危害。钙制剂的补充应该咨询你的营养医生。

话题延伸：吃早餐，爱运动，多喝水，少饮酒

不吃早餐 胆囊的功能是浓缩储存胆汁，浓缩的胆汁随一日三餐有规律地排放进入肠道，帮助消化食物。长期不吃早餐，空腹时间长达10多个小时，胆囊储存的胆汁滞留，就会像水垢一样沉积结晶。鼓励每天吃早餐，让胆囊在清晨收缩运动、吐故纳新，减少结石生成的机会。

久坐不动 哪种人腹腔里最爱长"石头"？——肥胖女性和不爱运动的人。肥胖女性雌激素分泌影响胆固醇代谢，况且她们同不爱运动

的人一样腹壁松弛，内脏下垂，形成对胆管的压迫。久而久之，胆汁排泄不畅，胆囊肌张力减退，胆汁淤积浓缩，形成结石的可能性增大。坚持活动，饭后半小时散步，加快胃肠蠕动，改善胆固醇代谢，对避免结石形成很有益处。

喝水过少 体内缺水，血液黏稠、胆汁淤滞，是形成胆结石的诱因之一。平时勤喝水，每天补水 1200-1500 毫升，稀释胆汁并促使胆汁排出，无疑会减少结石生成，也有利于胆道功能恢复。

饮酒过量 长期大量饮酒导致肝脏损伤病变，胆汁分泌排放受阻。酒精刺激胆囊剧烈收缩，诱发胆石症发作。

尿路结石医学营养治疗

尿路结石又称"尿石症"，包括肾结石、输尿管结石、膀胱结石和尿道结石。小"石头"在人体里隐藏多年"默默无闻"，"不鸣则已，一鸣惊人"，劳累、运动、舟车颠簸都会引起发作，痛起来犹如刀割，甚至伴有血尿，感染后还有寒战和发热。在我国，约有10%的男性和3%的女性遭受过肾结石带来的痛苦。

形成物与抑制物的抗衡

尿道里长"石头"，说起来原因复杂。简而言之，正常人尿液酸碱值（pH）5-7，呈弱酸性。尿液95%以上都是水，除了水还有多种无机盐和有机成分，大部分呈晶体状。尿液里有些成分是形成结石的主要物质，如钙质、尿酸、草酸、磷酸等；有些成分则是形成结石的抑制物质，如枸橼酸、酸性黏多糖、镁等。当"形成物"过多达到饱和而"抑制物"不足以产生抗衡力量时，便为结石生成埋下了隐患。

结石不同，引发疼痛的部位也不同。肾结石的典型症状是肾绞痛，腰部剧痛难忍。膀胱结石的典型症状是排尿突然中断，尿频、尿急、尿痛。尿道结石的典型症状是排尿困难伴有会阴疼痛，出现尿等待、尿不净。

肾脏是人体过滤血液废物的器官，尿道是排泄这些废物的通道。结石造成尿道障碍，长期嵌顿排尿不畅形成肾积水，还会对肾脏造成不可逆转的损害。因此，就算"小石头"隐藏多年没有症状或症状轻微，也不能掉以轻心。

五类结石，四种饮食

保障尿路通畅是预防和治疗尿石症的关键。有结石倾向的人应当改变膳食习惯，依据结石的成分和性质来调节饮食，减少成石条件，消除成石因素，防止结石再生或术后复发。

磷酸钙、磷酸镁结石营养治疗要点

低钙低磷饮食 磷酸钙、磷酸镁结石的成分以钙和磷为主，所以必须限制钙磷摄入，每日钙<500毫克、磷<1300毫克。少吃高钙食物如牛奶、豆腐、芝麻酱、虾皮等，高磷食物如动物蛋白、动物内脏、鱼类、骨头汤等。

低钠饮食 吃盐过多干扰体内钙磷代谢，增加尿钙成为"成石帮凶"。每日食盐量控制在3-4克，不吃、少吃含纳高的食物如咸豆干、咸花卷、咸面包、咸饼干、咸蛋、咸肉、火腿、酱鸭、板鸭、皮蛋、

低钙低磷饮食食谱举例

餐次	食物和用量
早餐	粥（大米 50 克）、烤面包（面粉 50 克）、煮鸡蛋 1 个、拌菠菜（100 克）
午餐	大米饭（大米 100 克）、白菜肉丝（大白菜 150 克、肉丝 80 克）、拌黄瓜（150 克）、青菜木耳汤（小青菜 50 克、木耳 10 克）
加餐	水果羹（苹果 100 克、香蕉 100 克、橘子 100 克、藕粉 10 克）
晚餐	米饭（大米 100 克）、碎肉烧茄子（瘦猪肉 30 克、茄子 100 克）、烩冬瓜（150 克）、菜汤（豌豆尖 50 克）

全天烹调用油 30 克、食盐 3 克。

香肠、红肠、咸菜、酱菜和含盐量不明的食物及调味品。

尿酸结石营养治疗要点

低嘌呤饮食 人体尿酸有两个来源：体内嘌呤代谢异常形成的内源性尿酸和过量，食用高嘌呤食物生成的外源性尿酸。

嘌呤是存在于各种食物中的核酸物质，经人体代谢转化为尿酸由肾脏排出。外源性尿酸的形成与摄入高嘌呤食物关系较大，避免高嘌呤食物，采用低嘌呤饮食，对控制尿酸结石非常重要。（详见《痛风医学营养治疗》）

蛋白质适中 蛋白质摄入既不能多也不能少，在防治结石的同时避免蛋白质营养不良。适宜摄入量每天每千克体重 0.8-1 克。

草酸钙结石营养治疗要点

低草酸饮食 草酸盐是植物有机酸，食用过多，容易同钙磷等矿物质结合形成不溶解物，影响人体对钙、铁、锌等有益元素的吸收和利用。

草酸钙结石的主要成分是草酸盐。这类结石常在碱性尿液中形成，酸化尿液可以减少其中核心物质的沉淀，降低结石的生成机会。患者要减少或避免富含草酸盐的食物，每日草酸摄入量严格限制<40-50毫克。

不让草酸滞积在体内有一个办法：先把蔬菜放进水里焯一下然后烹饪。草酸盐是溶于水的晶体，将蔬菜在沸水中焯1分钟，减少50%的草酸盐；焯5分钟，减少80%的草酸盐。要想既减少草酸含量又保留较多维生素，只需焯水1分钟即可。还有一个办法：往水里加点油，保护蔬菜细胞不被破坏。

维生素的宜与忌 尿液中的草酸盐多为内源性的，其中33%-50%由甘氨酸转变而来。每天补充10毫克维生素 B_6 和5毫克叶酸，可防止甘氨酸转变成草酸盐。大量服用维生素C有促使草酸生成的嫌疑，应避免。

胱氨酸结石营养治疗要点

低蛋氨酸饮食 限制蛋氨酸含量高的食物，如鱿鱼、蛋类、鱼虾、牛肉、兔肉、鸡肉、豆制品等。

常见蔬菜草酸含量

食物名称	草酸含量	食物名称	草酸含量
苋菜	每百克0.01克	茄子	每百克0.24克
芦笋	每百克0.01克	大蒜	每百克0.31克
甘蓝	每百克0.05克	生菜	每百克0.33克
卷心菜	每百克0.05克	洋葱	每百克0.36克
胡萝卜	每百克0.05克	豌豆	每百克0.36克
花椰菜	每百克0.05克	马齿苋	每百克0.5克
芹菜	每百克0.1克	萝卜	每百克0.61克
韭黄	每百克0.19克	菠菜	每百克0.97克
香菜	每百克0.19克	南瓜	每百克1.09克
黄瓜	每百克0.21克	番茄	每百克1.31克

避免结石复发

尿路结石与饮食关系密切，持之以恒的饮食调节是保障尿路通畅的首选。怕就怕固守已经形成的饮食习惯，疏于、懒于调整饮食，使治疗半途而废。除上述饮食要点外，不让结石复发还有：

避免"五高" 高糖、高盐、高脂、高蛋白、高嘌呤是催生肾结石的膳食因素，海鲜+啤酒尤甚。

补充维生素 A 维生素 A 缺乏，尿道内黏膜变形角化，上皮细胞脱落，成为形成结石的又一核心物质。比较一下：100 克鸡肝含维生素 A 为 10414 微克，100 克猪肝含 4972 微克，100 克鸡蛋含 310 微克，100 克牛奶含 24 微克。维生素 A 的主要植物来源是胡萝卜素，胡萝卜素在体内转化为维生素 A，多吃富含胡萝卜素的蔬菜水果也能满足身体对维生素 A 的需要。不过，维生素 A 在有油的环境里才能被吸收，含胡萝卜素的蔬菜最好用油烹饪，或凉拌时加一点橄榄油、芝麻油。

胡萝卜素含量比较（按每 100 克计）

芒果	8050 微克	西兰花	7210 微克
胡萝卜	4010 微克	菠菜	2920 微克
苋菜	2110 微克	生菜	1790 微克
橘子	1660 微克	枇杷	700 微克
油菜	620 微克	荷兰豆	480 微克

补充镁和钙 （磷酸钙、磷酸镁结石患者除外）镁阻断草酸与钙的结合，对结石生成有一定抑制作用，鼓励多吃绿叶蔬菜、糙粮、坚果等"镁"食。我国医学营养学界调研发现，摄入较多的钙可预防肾脏和尿道结石生成。将高钙食物与高草酸食物一起吃，促进草酸在肠道沉淀，从而避免被人体大量吸收，降低尿路结石发生风险。

话题延伸

尿石症反反复复，治疗难以彻底，知而防之才能少受其害。

一、足量饮水

足量饮水好似"内洗涤"，有利于稀释尿液，增加结石排出机会，降低结石生成概率。《中国水与生命质量认知调查报告》显示，95.3%的人不会喝水；65.9%的人渴了才喝水；定时定量规律饮水的人只有4.7%。久坐不动、经常熬夜、大运动量人群容易出现缺水状况。不同年龄层对失水的耐受力不同，老人、小孩更易缺水。

尿石症患者喝什么水好？白开水、淡茶水、纯净水。柠檬酸能防止结石颗粒凝聚，也可饮用柠檬水。每天喝多少水？2500-3000毫升（相当于普通饮料5-6瓶），保证每日尿量>2000毫升（相当于普通饮料4瓶）。漫漫长夜，尿液分泌减少容易浓缩，最好睡前加饮一次，夜间排尿后再补水一次。如何知道水喝够了没有？观察尿液，清亮说明水喝够了，黄浊说明水没有喝够。

四种水不宜饮用：①浓茶。②鲜榨果汁，草酸含量高。③甜饮料，其中糖、磷酸盐、咖啡因等促进钙排泄或妨碍钙利用，容易形成肾结石，别把喝饮料当成补水方式。④反复烧开的水。

二、运动排石，热敷解痛

开车、玩电脑、打麻将久坐不动，甚至不饮水不排尿，最易发生尿路结石。对付"小石头"的办法是经常运动，原地跳跃、跳绳、步行下楼梯有利于对结石形成冲击。踮脚抖动，有助于排出位于肾脏上盏的结石；侧卧拍打，有助于排出肾脏中盏的结石；跪趴拍打，有助于排出肾脏下盏的结石。

缓解结石疼痛的办法——45度热敷痛点。

肥胖与消瘦医学营养治疗

　　关心营养首先要关心体重，将体重保持在适宜范围内，不超重、不肥胖，也不消瘦。适宜的体重意味着营养（能量）平衡，超重肥胖或者消瘦，意味着营养（能量）失衡。不关心体重的人，是很难做到营养平衡的。

"发福"是福还是祸

　　进入中老年后人就容易发胖，形成腹部型肥胖，民间称之为"将军肚"、"发福"。随着生活水平的提高，新生儿中的"大胖小子""大胖闺女"，儿童少年中的"小胖墩"越来越多，"发福"已然超前，不再是中老年人的"专利"。婴幼儿、儿童肥胖的原因与母亲孕期体重增长过快有关。50岁以上女性"发福"的原因多半是雌激素水平下降。

　　那么，理想体重的判断标准是什么？国际通用的体重指数（BMI）=实际体重（千克）÷身高（米）的平方。中国标准：BMI≥24

为超重，≥28 为肥胖，<18.5 为消瘦。有个简单的测量方法可以方便地了解自己的体重状况：测量腰围（WC）和腰臀比（WHR）。成年女性腰围>80 厘米（约 2.4 尺），成年男性腰围>90 厘米（约 2.7 尺）为肥胖。腰臀比女性>0.8，男性>0.95 为肥胖。

"发福"是福还是祸？肯定地说，"发福"非但无"福"还有"祸"。腰圆体胖、大腹便便，不但看上去臃肿笨拙，而且带来多种慢性疾病的风险。"一胖百病生"，况且肥胖本身就是病。

许多疾病"优先光顾"肥胖者。医学统计，在肥胖程度相等的条件下，腹部型肥胖者脑梗死的发生率比普通肥胖者增加 3-5 倍；腰围每增加 1 厘米，高血压患病风险高出 8%。与非肥胖者相比，肥胖者心脏损害、心绞痛、猝死的发生率增高 4 倍；脂肪肝患病率增加 50%；胆石症增加 6 倍；痛风发病率高出 3 倍。过度增加的体重对骨骼和关节也是不小的负担，就像背负着沉重的行囊活动，终将引发骨关节疾病。"腰带越长，寿命越短"。

营养过剩 + 营养低下 = 肥胖

这是否自相矛盾？NO！从形成肥胖的营养因素看，肥胖者过剩的是脂类和能量，欠缺的是维生素和矿物质。营养治疗的对策是"四低"+"四足"——低能量、低脂、低糖、低盐+足够的蛋白质、维生素、矿物质、膳食纤维。

低能量 吃得多就容易发胖，这是一个浅显的道理。减肥的根本是减能量，过食意味着能量过剩，多余的能量便以脂肪形式储存在体内，引起体重上升。

正常成年人一天需要 8350–11700 千焦（2000–2500 千卡）热量。减肥者应根据年龄、性别、身高、体重、活动强度大小分别制定能量标准。能量摄入低限：年轻男性 6700 千焦（1600 千卡），年轻女性 5860 千焦（1400 千卡）。低于这个下限，体重固然减轻了，身体却可能造成难以挽回的损伤，以牺牲健康为代价减肥瘦身显然得不偿失。以主食为例，减肥期间每天最少吃多少，才既能长期坚持又不使体重反弹？主食 150 克。"一口吃不成胖子"，肥胖的形成有一个较长过程，肥胖症是一种慢性病。减肥不能操之过急，科学减肥是慢功夫。

低脂肪 "吃肉长肉"，脂肪、油脂是"高能量密度食物"，提供的卡路里（热能）比同量其他食物高得多。给人提供能量最多的是脂肪，肥胖者体内过剩的也是脂肪。减肥减脂肪，既要限制肉类，也要限制植物油。众多减肥者减肥效果不明显的原因，在于他们在减少或者禁食肉类的同时，却吃下了更多的植物油。无论是肉类还是植物油，都是脂类，摄入过多都会增加体重。减肥期间最该少吃的脂类是植物油，这一点尤其要注意，每天烹调用油<25 克。

减肥既要关注脂肪含量，不选脂肪含量高的食材；又要关注烹饪方法，用油煎、油炸、过油、烧烤的方式烹制食物，低脂食物也会变成高脂食物。比如土豆是很好的食材，但油炸后的热量比鲜土豆增加了 250 倍之多，炸薯条、炸薯片含 35% 的脂类，还有各种看不见的隐性脂肪会让你不知不觉胖起来。鼓励用卤、煮、清炖、白灼、先焯再炒等烹饪方法，减少油脂用量。

相比而言，哪种脂肪最容易让人发胖？——反式脂肪。吃 1 口反式脂肪=吃 7 口普通油脂，或=吃 4 口肥肉。富含反式脂肪的食物主要是加工食品和煎炸食品，蛋糕、曲奇、派、奶茶、奶油糖果等。

低糖　没有碳水化合物的参与，脂肪无法完成分解代谢，"脂肪只能在糖类的火焰中燃烧"，减肥不吃主食大错。但是，由于碳水化合物易消化、饱腹感低，吃得过量又容易转化为脂肪在人体储存起来。主食吃多了还可能引发高胰岛素血症，而胰岛素的一个作用是促进脂肪合成。减肥不吃主食不行，但要减少主食数量。

同等数量的主食，哪些更适合减肥者食用？土豆、红薯、山药、芋头（发芽土豆、黑斑红薯不能吃）等。土豆顶饱，纤维质地柔软不刺激胃肠，有促进排便、加速胆固醇代谢的作用，适合各年龄段肥胖者食用。红薯的热量只有大米热量的 1/3，其中纤维素和果胶还能阻止糖分转化为脂肪。可以每天吃一餐薯类食物。豆类、燕麦、黑米、大麦粒、花生、莲子做成八宝粥，第一能量释放缓慢，不会很快出现饥饿感；第二血糖上升缓慢，不易合成脂肪。处理饭后饥饿的一个好办法是喝一杯豆浆。相比巧克力、苏打饼干等食物，豆浆能量低、饱腹感强，克服饭后饥饿感较好。

低盐　盐吃多了刺激食欲，食量增加引起体重增加，"下饭长肚子"。肥胖者食盐摄入量控制在每天 3-5 克。老陈醋对减肥有帮助，增加肠道蠕动，促进排便。

充足的蛋白质　饮食减肥迫使机体尽可能多地消耗脂肪，与此同时，作为功能性组织和储备的蛋白质也会跟着消耗。如果蛋白质欠缺，身体抵抗力就会下降，生病概率也会增加。减肥期间要提高摄入蛋白质的数量和质量，选择脂肪含量较少、蛋白质含量较多的食物，如精瘦肉、鱼、鸡、虾、兔、鸡蛋、黄豆制品等。

足够的维生素矿物质　减肥期间摄入能量受到限制，常常造成维生素、矿物质缺乏，需要及时补充脂溶性维生素 A、维生素 E 和水溶性维生素 B_1、维生素 B_2、烟酸以及钙、铁、锌等矿物质。低钙膳食使脂肪合成增加、分解降低，合理补钙有助于阻断这一过程。要求合理搭配各种食物，吃够新鲜的蔬菜、水果、豆类和奶制品。

吃够膳食纤维　膳食纤维不仅促进排便，而且有助于减少脂肪和糖分吸收。鼓励每天最少吃 30 克膳食纤维，相当于 500-700 克蔬菜、100 克粗粮豆类。

临床发现，只要将肥胖者体重减轻 10%，疾病导致的死亡就会减少 20%，血糖降低 50%，冠心病、高血压、心肌梗死、脑卒中的危险也随之减少。肥胖症医学营养治疗的关键点是少吃多动，保持能量摄入低于能量支出，有步骤地降低体重达到适宜目标。

饮食减肥小诀窍

选择饱腹感强的食物　用低能量、大容积食物如相对粗制的食物、完整的谷类、体积大的蔬菜水果等，代替高能量、小容积食物，既能产生容积填满肚子，又能减少热量。各种粗粮、豆类、麦麸面包、魔芋制品、果胶、海藻制品等都对减肥有益。

少量多餐　每天吃 2 餐同每天吃 4-6 餐相比，哪一个更容易让人发胖？答案可能让你意外：每天 2 餐发生肥胖的机会和肥胖的程度高于每天 4-6 餐。餐饮间隔时间过长，每餐食量增大，一天总能量很容易超标。少量多餐的原则是"总量不变、饮食分散"，总量不变就不至于引起能量的额外增加；饮食分散，间隔时间缩短，减少了饥饿感和低血糖反应，有利于将减肥进行到底。

拒绝快餐 快餐吃得越多，肥胖危险越大。"美食地貌环境"好的地段餐馆密集，就餐便捷，肥胖和慢性病发病率高，已然成为一种现象。餐馆提供的多是高脂肪高热量食物，在满足人们"吃香的、喝辣的"食欲的同时，也让人悄悄地发起"福"来。

在厨房里贴一份食物营养成分表 方便了解食物营养素含量，在不突破总量的前提下搭配食材，既有助于减肥，又避免饮食单调。还可以给自己准备一套专用餐具，便于标记食物数量，防止多吃超量。

调整吃饭顺序 先喝汤（无油少钠清汤），再吃菜，吃肉，最后吃主食。蔬菜含水量大多在 90% 以上，是维生素 C、叶酸、胡萝卜素、钙和钾的重要膳食来源，属低能量食品。先吃能量密度小、必需营养素含量高的食物，有助于减少能量密度大的食物摄入机会。

用蒸、煮、焯、拌及生食代替油炸、煎烤烹饪食物 油脂提供的能量堪比肉类，减少烹调用油就要改变烹饪方法，如黄瓜凉拌、冬瓜水煮、苦瓜榨汁等。"百菜不如白菜"，清炖大白菜是一道减肥好菜。大白菜含水分高达 95%，每 100 克热量 42 千焦（10 千卡），仅为同等量香蕉的 1/8。白菜纤维润肠通便，含钙量（66 毫克/100 克）也超过普通蔬菜。只要食材好、烹饪方法对头，1+1>2，减肥效果自然不一般。

多咀嚼 吃饭速度快容易长胖。细嚼慢咽，让食物和唾液充分混合，有利于营养素消化吸收，也能较快达到饱腹感，减少食量。

挡住零食、甜点、糖果、甜饮料、酒等增重食品的诱惑 1瓶可乐约含53克糖，904千焦（216千卡）热量。甜食、糖果、饮料即使添加的是甜味剂，长期吃也能让人发胖。把零食当正餐非但不能减肥，还会因营养不良给身体造成损失。

肥胖者食物选择

可用食物

（1）低能量、低饱和脂肪食物，如豆腐、豆浆、各种蔬菜、低脂奶、脱脂奶、鸡蛋清、鱼、虾、海参、海蜇、兔肉、去脂禽肉等。

（2）高纤维食物，如糙米、粗面粉、小米、玉米、大麦、蔬菜水果等。

（3）坚果，如芝麻、花生、核桃、大杏仁等，代替部分油脂。

限用食物

（1）高糖、高胆固醇、高嘌呤、高饱和脂肪食物，如肥肉、蛋黄、全脂奶、油炸面筋、灌肠食品、油炸食品、酥油糕点、人造奶油、动物油脂等。

（2）甜食，如糕点、糖果、甜饮料、冰激凌等。

肥胖者低能量食谱举例

餐次	食物和用量
早餐	馒头（面粉50克）、煮鸡蛋1个、拌青椒（青椒100克、香油少许）
加餐	脱脂牛奶（200毫升）、生番茄（100克）
午餐	二米饭（大米50克、小米50克）、水煮牛肉（50克）、蒜蓉油菜（油菜150克、植物油3克）、拌黄瓜（100克）
加餐	苹果（150克）
晚餐	金银卷（面粉25克、玉米粉25克）、白菜炖豆腐（大白菜100克、豆腐100克）、拌菠菜（菠菜150克、植物油3克）

(3) 酒类。酒是高热量食品，500 毫升二锅头产生的热量≈210 克肥肉≈470 克米饭。

有人急于减轻体重不惜忍饥挨饿，致使营养缺乏，贫血、疲惫乏力、头昏心慌，胆汁淤积形成结石，出现低血压、低血糖或酮症酸中毒。有人喝减肥茶引起腹泻导致黑便病，最终演变为肠道肿瘤。有的女孩子每天只吃蔬菜，或者只吃据说对减肥有特效的黄瓜、番茄、青苹果，体重虽然减了，但跟着来的却是面色萎黄，脸上长痘，月经失调，长此以往给健康造成难以挽回的损失。事实证明，最易造成反弹的减肥法是单一食物减肥法，只能短期有效，难以长期坚持。

减肥没有捷径可走，不能急于求成，盲目快速减肥危害很大。体重减到理想范围后维持 6 个月不反弹，说明减肥成功。之后还应坚持食不过量、天天运动，达到既保持理想体重又维护身心健康的目的。

一个误区：有钱难买老来瘦

与"发福"说法相对立，"有钱难买老来瘦"流传亦久。从人体健康的角度讲，"有钱难买老来瘦"非但不科学而且是误区。

我们从脂肪的生理功能说起。

脂肪是一种富含能量的营养素，1 克脂肪产生 37.56 千焦（9 千卡）热量，超过了蛋白质+糖类的总和 33.62 千焦（8 千卡），被誉为"储存性能量"。人体脂肪处于分解与合成的动态平衡中，满足供能和储能的需要。拿一名体重 55 千克、轻体力活动的女性为例，每天需要总能量

6900 千焦（1650 千）卡，脂肪供能 25%，即 1725 千焦（412 千卡）。也就是说从营养均衡的角度出发，这名女性每天至少摄入 46 克脂类食物（肉蛋+油脂）才是适宜的。

脂肪还有许多重要的生理功能，是内脏器官、皮下组织的保护器，起着衬垫支撑、缓解震动、隔热保温的作用。脂肪也是维生素 A、维生素 D、维生素 E、维生素 K 的溶解剂，没有脂肪，这些不溶于水而溶于油的维生素很难被吸收利用。脂肪还是人体内分泌激素的主要成分，调节人体代谢，保持体内平衡。

有几句话描写精瘦的人："由于体内脂肪已大部分丧失，他们将没有足够的脂肪作为骨骼缓冲物。他们坐下来的时候，臀部骨骼因为被压着而感到疼痛。由于脚底没有脂肪垫着，走路也会觉得疼。"

脂肪是人体不可缺少的营养素，储备适量脂肪对健康是十分有利的。当我们遭受某些感染性、消耗性疾病侵犯时，体内脂肪组织就会被调动起来对抗病毒细胞、恶性细胞，促使免疫系统做出积极回应。人体储备适量脂肪能增强免疫功能，有助于防病抗病。

消瘦、体重偏低说明营养不足、能量缺乏。营养不足、能量缺乏发生在未成年人身上，影响体力和智力的正常发育；发生在老年人身上，引起胃肠功能紊乱、贫血、免疫力低下、痴呆、抑郁症甚至肿瘤等多种疾病，还会导致器官机能减弱，让退行性病变提前发生。"有钱难买老来瘦"潜藏着诸多危害。

健康增重怎么做

消瘦型人群营养治疗的关键是健康增重，改善各种原因引起的消瘦和营养不良。

保证足够能量 高能量膳食可以有效增重，补充因能量过度消耗引起的蛋白质–能量不足。在总能量的分配上，碳水化合物占 50%–60%，蛋白质 15%–20%，脂肪 20%–30%，个人根据消瘦程度和食欲情况安排膳食，每天总能量不低于 6280 千焦（1500 千卡）。

优质高蛋白+优质易消化脂肪 前者如奶类、瘦肉、鸡蛋、大豆制品、鱼虾等，后者如蛋类、植物油、含 ω–3 脂肪酸鱼类等。有选择地添加高蛋白、高脂类食物，可以在增加营养摄入、纠正营养缺乏的同时避免能量过剩、营养失衡对身体的危害。

丰富的维生素矿物质 新鲜的蔬菜水果富含维生素和有益健康的活性物质。菇类富含矿物质并调节食欲、促进消化。胃口不好不敢吃肉吃菜吃水果的消瘦者，可用维生素矿物质营养补充剂。

少量多餐 少量多餐对消瘦者同样有益：有利于每餐营养素充分消化吸收，改善营养失衡和营养不良；有利于促进消化功能，让更多的营养物质储存在体内，发挥免疫调节作用；有利于由少到多逐渐增加食量，稳步的健康增重。

均衡营养应该有荤有素，动物性食物与植物性食物合理搭配，取长补短。对完全不吃畜禽肉的消瘦型素食者，奶类、蛋类、鱼虾类等动物性食物是蛋白质、脂肪、脂溶性维生素不可或缺的营养来源。大豆及其制品和植物油摄入，也应适当增加。

常见高能量食物（以每百克可食部分计算）

食物名称	能量千焦（千卡）	食物名称	能量千焦（千卡）
棕榈油、辣椒油 胡麻油 菜籽油+棕榈油	3770（900）	橄榄油、椰子油 棉籽油、麦芽油 葵花籽油、豆油 花生油、红花油 菜籽油、茶油	3760（899）
芝麻油、色拉油 玉米油、炼动物油	3750–3760 （895–898）	黄油	3720（888）
奶油	3680（879）	酥油	3600（860）
肥猪肉	3380（807）	松子仁	2920（698）
蛋黄粉	2700（644）	干核桃	2620（627）
芝麻酱	2590（618）	炒葵花子	2580（616）
炒杏仁	2510（600）	花生酱	2490（594）
炒榛子	2490（594）	炒花生	2490（594）
巧克力	2450（586）	炒南瓜子	2400（574）
腰果	2310（552）	牛肉干	2300（550）
鸭皮	2250（538）	黑芝麻	2220（531）
白芝麻	2160（517）	全脂加糖奶粉	2050（490）

消瘦者高能量食谱举例

餐次	食物和用量
早餐	馒头（面粉50克）、全脂牛奶（250毫升）、鸡蛋1个
加餐	苹果（200克），饼干（25克）
午餐	米饭（大米150克）、烧排骨（120克）、清炒西兰花（200克）
加餐	奶酪（25克）、面包（25克）
晚餐	面条（100克）、豆角炒肉丝（豆角150克、肉丝50克）、烩豆腐（50克）
睡前	酸奶（200毫升）、水果丁（50克）

消瘦型素食者一日食谱举例

餐次	食物及数量
早餐	鲜奶（250毫升）、鸭蛋1个、花卷（100克）
加餐	黄瓜（150克）、全麦面包2片
午餐	米饭（大米100～150克）、葱花烧豆腐（豆腐100克）、香菇油菜（油菜200克、香菇30克）、烹调油（15克）
加餐	苹果（200克）、酸奶（200克）
晚餐	馒头（面粉100克）、绿豆粥（大米15克、绿豆10克）、番茄炒鸡蛋（番茄100克、鸡蛋1个）、芹菜香干（芹菜100克、香干50克）、烹调油（15克）

话题延伸

一、关注你的"瘦体重"

（1）"瘦体重"（LBM）是一个新概念，又称"去脂体重"。按照人体组织成分，体重可分为两部分：脂肪成分和非脂肪成分。瘦体重主要由肌肉、皮肤、骨骼等重量构成，是非脂肪成分的总和。

（2）体重　有理想体重和实际体重之分，二者之间的差异，反映了有无肥胖超重以及肥胖超重的程度。体重指数（BMI）是对实际体重的评价，BMI高，容易导致心脑血管疾病、肿瘤；BMI低，容易导致感染、胃肠道疾病等。

（3）体型　反映人体的脂肪分布，常见"苹果型肥胖"和"鸭梨型肥胖"。"苹果型"（也称"向心型"）特点是肚子大，脂肪更多地集中于腹部，四肢相对瘦小。"鸭梨型"特点是下半身肥大，脂肪更多地集中于臀部和大腿。从罹患心脑血管等慢性疾病的风险看，"苹果型"高于"鸭梨型"。

(4) 体脂　反映人体总的脂肪数量，体脂增加是形成肥胖的过程。随年龄增长，人体脂肪成分增多，非脂肪成分减少，通俗点说就是"肥肉多瘦肉少"。许多人体重虽轻但体脂很高，同样可能增加高血压、糖尿病等慢性病的发生风险。因此，即便体重正常或偏瘦但体脂超标的人，也应该控制体内脂肪增长。

在人体新陈代谢过程中保持适宜的瘦体重，对维持健康、延缓衰老具有积极意义。目前提出，成年男性体脂应<体重 25%，最高不超过 30%；成年女性体脂应<体重 30%，最高不超过 35%。

二、活动活动，要活就要动

人类是动物，是动物就要"动"，少动多食不胖都难。

市场兜售的某些减肥药物或者网传的一些减肥方法，减少的不过是体内的水分，只有减少脂肪储存量才是真减肥，也才能激发机体能量平衡机制的重新调整。维持健康体重既要"食不过量"又要"天天运动"，保持营养（能量）摄入和营养（能量）消耗之间的平衡。不是体力消耗越多、流汗越多，减肥效果就越好，不是体力消耗越多、流汗越多，减肥效果就越好，通过运动锻炼，维持或增加机体瘦体重最好。

消瘦者同样需要积极参加体育运动，适宜的有氧运动对消瘦者好处多多：改善心脑血管功能，增加氧气输送能力；改善呼吸功能，提高肺活量和吸氧能力；促进消化功能，增加能量摄入和营养利用，达到和维持适宜体重；加强运动功能，强健肌肉骨骼，预防骨质疏松；提高睡眠质量；延缓衰老。

成年人每小时不同活动的能量消耗值（以 60 千克体重计）

运动项	1 小时消耗能量千焦（千卡）	运动项目	1 小时消耗能量千焦（千卡）
低强度活动			
中速步行	1150（274）	慢速步行	780（187）
上下楼梯	860（205）	游泳	750（180）
划船	900（216）	做体操	900（216）
打乒乓球	1030（245）	跳舞（慢速）	920（220）
打排球	960（230）	打羽毛球	1250（299）
打台球	630（151）	打高尔夫球	880（209）
中等强度活动			
滑冰	1500（360）	太极拳	1570（374）
太极剑	1300（310）	跳舞（快速）	1250（299）
快速步行	1460（349）	跑走结合	1480（352）
慢跑	1730（414）	滑旱冰	1730（414）
打网球	1640（392）	骑车（慢速）	1210（288）

三、改变不良进食行为

不良进食行为导致的肥胖超重备受诟病。所谓不良进食行为包括：吃东西咀嚼少、速度快，狼吞虎咽；一动筷子专挑大块食物入口；看见食物或看见别人吃东西，即使不饿也能诱发食欲；心情压抑、精神紧张，常常用吃东西来缓解；边吃东西边看电视或上网；不吃早餐，却有吃夜宵或睡前进食的习惯；吃完正餐接着吃零食等。改变不良进食习惯，减肥方能事半功倍。

四、父母是孩子的营养教师

出门坐车，进门上网，饮料当水，餐餐有肉，饭后边看电视边吃零食，节假日懒觉睡到大中午，俨然是许多孩子心目中的平常生活。

日复一日年复一年，孩子变成了"小胖墩"。

　　"如果孩子看到父母吃高能量零食，他们也会得到心理暗示去做同样的事情。如果父母经常计算食物中的能量和脂肪含量，那么孩子就有可能成为节食者。"美国饮食失调协会负责人吉尔·威尔逊博士如是说，以此奉送给有肥胖家族史的父母亲。

阿尔茨海默病医学营养治疗

因记忆力下降去医院的人少之又少。记忆下降、爱忘事、老糊涂，常被认为是衰老的"正常"表现而忽略。等到有一天发现情况严重了——反复追问一个相同的问题，得到回答转瞬即忘；常常丢三落四，刚放下一件东西，一转身怎么找也找不到；走出家门就迷失方向，完全不记得回家的路……到了这个时候，阿尔茨海默病（AD）已经发生了。

灰白色的"核桃仁"

世上没有任何一种东西像人脑那么奥妙。看上去，人脑像一团柔软的灰白色的"核桃仁"，似乎一触就破。可就是这充满褶皱的物体，是人体生命活动的最高统帅。

我们的大脑灵敏发达，由约150亿个神经细胞构成，细胞与细胞之间形成了密密麻麻的网络传递交流信号。大脑的海马区是人学习记忆的储存器，它与顶叶、颞叶、枕叶、额叶相联系。额叶分管思维和计划，与认知、需求和情感有关。颞叶负责处理听觉、嗅觉信息，也与记忆、情感有关。枕叶与视力相关。顶叶掌管人的疼痛、温度、触觉、压力等主观感觉，也同数学和逻辑相关。当一种叫做贝他淀粉蛋白的有毒蛋白对大脑细胞网络造成破坏，致使脑细胞萎缩，脑功能丧失，发生阿尔茨海默病的可能性就增加了。

老糊涂 = 痴呆症吗

不是所有的人都会"老糊涂"，也不是所有的"老糊涂"都是阿尔茨海默病。阿尔茨海默病（俗称老年痴呆症）是一种大脑神经细胞功能退化症，具有慢性进行性加重的特点。

大脑细胞出现弥散性萎缩，后果很可怕：

最先是"即刻记忆"（近期记忆）快速衰退、遗忘严重。比如，人名、地名、时间、日期刚刚说过，一会儿就忘，反复问反复忘；吃过饭不久就忘记，再次重复进食等。"近事易忘"是痴呆症的早期表现，常常在不知不觉中发生。判断记忆力有一个简单方法：自问、互问自己或家人的姓名、职业、电话号码、家庭住址、习惯爱好等，经常遗忘则记忆功能衰退。

接下来出现"四个失"：失读（认识字但读不出来，无法表达情感）；失认（看见亲人张冠李戴，不认识子女甚至不认识自己）；失觉（分不清大小远近，出门迷路）；失用（食物含在口里不知道下咽，或不能依顺序穿脱衣物)。

行为的改变往往预示病情在进行性加重：焦虑烦躁，感情淡漠，对周围的人和事无动于衷；人格变态，礼仪丧失，言行举止变成了"老顽童"。有的同孙辈争抢食物，有的无目的无意义地收集东西：食物、衣物、垃圾废品等。阿尔茨海默病是一个人智力、记忆、人格的全面损害。一人痴呆，全家不宁。患者把自己的生活搞得乱七八糟，也把家人搞得疲惫和痛苦。在所有与老化有关的疾病中，阿尔茨海默病是可怕的。

两个提醒：痴呆与良性健忘有根本区别。痴呆者是"遗忘"，对做过的事完全想不起来；健忘者对做过的事暂时忘记，过后还能想起来。痴呆和老年抑郁也不同。抑郁的人能把病因、症状讲得很明白；痴呆的人什么都说不清楚，也无痛苦感。

你的未来会不会痴呆

阿尔茨海默病的发病原因目前并不十分清楚。让我们梳理一下与阿尔茨海默病可能的相关因素。

遗传因素　阿尔茨海默病的遗传概率为 10%-60%，与人体 3 种染色体异常有关。

年龄因素　伴随年龄增长，每个人的脑细胞都会逐渐萎缩，就像无法摆脱脸上长皱纹一样。年龄每增长 10 岁，阿尔茨海默病患病率增加 1 倍；65 岁以后每 5 年都有增加；80 岁以后发病率达 20%。

教育因素　本人受教育程度低，患病危险增加。

性别因素　围绝经期女性雌激素分泌急剧下降，罹患阿尔茨海默病可能性增大。女性与男性的患病比例为 3:1。

精神因素　有精神病史；年轻时患有抑郁症；长期存在精神刺激；性格内向偏执，兴趣狭窄；经历坎坷，生活有过重大打击等，都有可能成为阿尔茨海默病的引发因素。

疾病因素　脑卒中引发痴呆，脑梗的次数越多，形成痴呆的可能性越大。长期的严重的睡眠障碍，可能引发痴呆。甲状腺功能亢进，可能引发痴呆。糖尿病导致脑动脉硬化和神经细胞变性，可能引发痴呆。脑部感染大脑功能受损，可能引发痴呆。酒精中毒、一氧化碳中毒、药物中毒等毒性物质影响，可能引发痴呆。头部外伤及长期滥用安眠药，可能引发痴呆。

营养因素　阿尔茨海默病患者中 75%营养失衡。大脑是生命活动的指挥中枢，它对营养的贫乏与富足、偏颇与均衡极其敏感，聪明的大脑是"吃"出来的。会吃的人聪明一生，不会吃的人提早痴呆。

目前医学对阿尔茨海默病没有明确有效的治疗方法，因此，关爱脑健康，关注脑营养，显得尤为重要。

嗜好"吃"糖的大脑

人脑比世界上任何一台电脑都要精密和复杂，它高度繁忙，每时每刻都在支配人的感觉、情绪、思想、听说看写和肢体动作。

大脑的"燃料"从何而来？它"吃"的又是什么？让我们惊讶的是，大脑喜欢的营养是廉价的碳水化合物——糖！在三大生命能源糖（碳水化合物）、蛋白质、脂肪中，糖最经济也最安全。餐桌上的主食经消化吸收后变成葡萄糖并顺利通过血脑屏障，成为大脑唯一的能量来源。

大脑喜欢"吃糖"，一个人每天血糖总量的 2/3 供脑组织所用，1/3 供其他细胞组织所用。由于脑组织几乎没有糖原储备，因而对血糖有着特殊的依赖，对缺糖十分敏感。血糖不足引起脑疲惫、脑昏迷，而适量适时吃糖可激发脑活力。中国人餐桌上含糖的食物琳琅满目，米、面、薯、豆等足可以满足大脑的"食量"。

谷类为主是中国人平衡膳食的基本保证，但生活里，不少中小学生只爱吃肉、不爱吃饭；有的幼儿喂食肉类就张嘴，喂食面条稀饭便扭头；忙于公关应酬的成年人经常是酒喝够、肉吃饱，没有胃口吃主食。餐桌上的主食越吃越少。

固然，蛋白质和脂肪同样是人体重要的生命能源，但它们不能为大脑直接而迅速地提供能量。长期只吃肉不吃饭，势必妨碍智力发育和脑力劳动，学习工作效率下降。只有吃够足量的主食，做好糖原储备，才能随时为大脑提供源源不断的血糖营养。

好脑子怎么吃——蛋白质混搭

蛋白质及其组成单位氨基酸是大脑从事复杂智力活动的基础物质。

摄入足够的赖氨酸、亮氨酸、异亮氨酸、色氨酸等必需氨基酸，能促进肾上腺素传递活跃，提高记忆和思维，增强大脑皮层兴奋与抑制的调节功能。

在蛋白质的营养评价上，最好选择生物价值高的蛋白质食物。"生物价"是反映食物蛋白质消化吸收后被身体利用程度的一个指标。生物价越高，表明蛋白质在体内的利用率越高，蛋白质的营养价值也就越高。

显然，肉、奶、鱼、蛋等动物蛋白的营养价值优于植物蛋白，在每天膳食安排上应有 1/2 的比重。鼓励将两种或两种以上食物蛋白混合食用，让其中的必需氨基酸取长补短，起到优势互补的作用。比如，玉米、小米、大豆单独食用，蛋白质生物价分别是 60、57、64，按照 23%、25%、52%的比例混合食用，生物价可提高到 73。面粉、小米、大豆、牛肉单独食用，蛋白质生物价分别是 67、57、64、76，按照 39%、13%、22%、26%的比例混合食用，生物价可提高到 89。

发挥蛋白质互补作用遵循 3 个原则：第一，食物的生物学种属越

常见食物蛋白质生物价（最高值为 100）

蛋白质	生物价	蛋白质	生物价
鸡蛋	100	脱脂牛奶	85
鱼	83	牛肉	76
猪肉	74	大米	77
小麦	67	生大豆	57
扁豆	72	蚕豆	58
小米	57	玉米	60
白菜	76	红薯	72
土豆	67	花生	59

远越好，植物性食物与动物性食物混搭，比单纯植物性食物混搭要好。第二，搭配的种类越多越好。第三，由于合成组织器官的氨基酸必须同时到达"氮平衡池"才能发挥互补作用，因此最好几种食物一餐同食。

好脑子怎么吃——脂肪选择

大脑中最多的脂类是卵磷脂，它是构成脑神经、脑脊髓的主要物质（约占脑组织 1/5），维护大脑细胞膜的完整性，延缓脑功能衰退。卵磷脂还有溶解胆固醇的作用，能"洗刷"黏附在血管壁上的垃圾，防止脑动脉粥样硬化。卵磷脂的另一个作用是促使血液中脂类、糖类与水分亲和或游离，让血液变得稀薄流畅。

补充卵磷脂使人精力充沛、思维活跃，提高工作学习效率，还能避免和减少中枢胆碱传递缺陷，有助于防治阿尔茨海默病。富含卵磷脂的食物首推蛋黄和大豆。其次，芝麻、松子、花生、葵花籽、山药、蘑菇、毛豆、麦胚、动物肝脏等也是磷脂含量丰富的食物。被誉为"长寿果"的核桃仁酷似人脑，同其他坚果一样富含磷脂和不饱和脂肪酸，有助于增强记忆力，维护脑功能，是传统的健脑益智食品。

磷脂代谢后分解出胆碱，胆碱制造"乙酰胆碱"，这是一种副交感神经化学递质，专管神经信号的传递，帮助记忆和提高思维能力，神通大得很。胆碱广泛存在于各种食物中，成年人的适宜摄入量是每天 500 毫克。

俗称"脑黄金"的二十二碳六烯酸（DHA）与神经传导有重要关

联。大脑缺乏DHA，脑细胞的形成就会发生障碍甚至凋亡，大脑信息网络也会遭到破坏。成年人大脑脂质的1%是DHA，DHA能够改善各个年龄段的记忆力，推迟脑萎缩，预防脑功能提前衰退。DHA主要来源于深海鱼类、贝类和鱼油，也由它的"亲戚"亚麻酸转换而成。

常见食物脂肪酸分布

食物名称	总脂肪酸（克/100克食物）	脂肪酸/总脂肪酸（%）			
		ALA	EPA	DPA	DHA
银鱼	3.6	10.8	13.8	10.7	--
鲤鱼	2.9	3.9	1.1	0.2	0.5
胖头鱼	1.5	4.3	3.6	1.1	4.2
鳗鱼	7.6	4.1	2.6	2.3	6.2
鲭鱼	27.6	1.9	7.2	1.1	11.4
泥鳅	1.4	5.8	3.7	3.0	2.9
海鳗	3.5	3.9	3.7	2.1	8.3
带鱼	3.4	1.8	1.9	1.0	5.3
小凤尾鱼	4.6	0.4	--	--	15.0
沙丁鱼	1.0	9.5	6.7	1.3	9.9

备注：ALA——亚麻酸；EPA——二十碳五烯酸；DPA——二十二碳五烯酸；DHA——二十二碳六烯酸。

好脑子怎么吃——营养组合

B族维生素 参与多种营养物质的生化代谢，对维持大脑神经功能有重要作用。其中维生素B_1抑制胆碱酯酶的活性，这个酶破坏神经传递素乙酰胆碱，使阿尔茨海默病发病增加。痴呆症患者大脑中缺乏乙酰胆碱，早期补充维生素 B_1 有利于推迟大脑病变。谷类食物是我国居民维生素 B_1 的主要来源，但加工过分精制和烹饪加碱，使维生素 B_1 损失增多。

B 族维生素是一群水溶性维生素，它们具有共同的特点——消耗大、排泄快、极易流失。好在富含 B 族维生素的食物品种丰富、价格低廉，日常饮食很容易获得。

维生素 E 抗氧化，延缓大脑细胞衰老，保护神经系统。维生素 E 在绿色植物里的含量高于黄色植物。

维生素 C 抗氧化，促使大脑思维敏捷，提高智力。蔬菜中，辣

维生素 B_1 含量丰富的食物（以 100 克可食部分计算）

食物名称	含量（毫克）	食物名称	含量（毫克）
干酵母	6.56	小麦胚粉	3.50
葵花籽仁	1.89	生花生仁	0.72
黑芝麻籽	0.66	干榛子	0.62
干红辣椒	0.53	豌豆	0.49
带皮糜子	0.45	绿豆面	0.45
黄豆	0.41	青豆	0.41
苜蓿籽	0.41	生松子	0.41
小麦	0.40	芡实米	0.40
莜麦面	0.39	芸豆	0.37
蚕豆	0.37	白芝麻籽	0.36
莱菔子	0.36	干苔菜	0.35
枸杞子	0.35	白玉米面	0.34
青稞	0.34	粳米	0.33
黑米	0.33	小米	0.33
鸡蛋黄	0.33	苦荞麦粉	0.32

椒、茼蒿、苦瓜、豆角、菠菜、韭菜含量丰富；水果中，酸枣、鲜枣、草莓、柑橘、柠檬含量较多。

钙 调节神经递质的释放和神经元细胞膜的兴奋性，促使大脑持续工作。饮食补钙首选奶制品，其次是豆腐和绿叶蔬菜。

锌 增强记忆、延缓脑功能衰退。缺锌使神经传递速度减慢，反应迟钝。补锌的办法很简单——常吃花生（每100克花生含锌1.79毫克），煮花生可以保留更多的营养成分。

铁和镁 铁和镁与脑发育密切相关，阿尔茨海默病患者往往缺镁。饮食补铁首选瘦肉和动物血。动物血既含丰富的容易被吸收的血红素铁，又能帮助疏通血管。膳食补镁可以吃核桃、花生等坚果，豆类、玉米、荞麦等粗粮和绿叶蔬菜。

"三限"和"两忌"

三限 一限盐，吃盐超标容易引起大脑动脉硬化。二限糖，尽管糖是脑活力的来源，但并非多多益善，每天主食不超过总能量的60%-65%，尤其要限制只产生热能而没有营养价值的蔗糖。"饱食终日"的后果是"无所用心"，"傻吃会吃傻"。三限脂肪，饱和脂肪、胆固醇摄入过多，容易造成大脑血管狭窄堵塞。

两忌 一忌烟，烟草有害物质只需短短6秒，就可进入大脑损伤脑细胞。二忌酒，大量酒精可能是导致脑萎缩、脑痴呆的"元凶"。

痴痴地守着呆呆的你

良好的饮食营养护理是阿尔茨海默病患者生存质量的基础和保证，但也是一大营养难题。

阿尔茨海默病患者有各种各样的异常表现：贪吃贪喝体重增加，血糖升高继发糖尿病；味觉口感怪异，挑食偏食，或拒绝进食；精神错乱神志不清，没有对餐饮的主动要求，不能自动张口、自然吞咽；丧失生活自理能力，长期卧床不起，形同"植物人"。所有这些，都让患者的晚年生活质量严重下降，也加重了护理负担。

阿尔茨海默病饮食营养护理的目的，是改善患者的营养状况，延缓大脑病变，减少并发症，降低致残率，提高生存质量。为此，需要亲属和护理人员高度关注患者的营养状况、躯体健康和心理健康，给予他们耐心细致的亲情关怀，"痴痴地守着呆呆的你"。

首先观察和评价患者的进食状态，如：能否吃完应吃的食物；正餐能否独立进食；能否在帮助下使用餐具；会不会主动拿取食物；经哄劝能不能独立进食；是否拒绝某种食物；是否拒绝所有食物；吃过食物后是否承认；是否用手或汤匙丢弃食物；能不能自然张口；受到称赞后能不能张口；是否间断食物咀嚼、食物进入口中能否下咽；受到称赞能否咽下食物；是否存在固体食物下咽困难或液体食物下咽困难；可否用吸管吸食食物等。

根据观察评价，对不同状况的患者采用不同的营养护理。

（1）对能够自动进食的患者，按照均衡原则进行饮食搭配，选用含优质蛋白、卵磷脂、维生素和铁、钙、锌、镁、钾丰富的食物。

（2）对贪食者控制膳食总能量，维持适宜体重和正常血糖值，在每天饮食安排上适量增加蔬菜水果。

（3）发现就餐行为障碍随时予以纠正。可进行必要的训练，使之尽可能长时间保持进餐能力，维持一日三餐的最低能量标准。

（4）对吞咽困难和木僵病人，采用鼻饲或营养制剂。

此外，食物制作尽可能多样化，减少食谱重复，以刺激和促进食欲，防止拒食。患者常用的碗筷碟勺要相对固定，顺其原有的爱好习惯，以防更换餐具引起拒食。为维持患者最大咀嚼能力，不要间断对固体食物的提供，也不必限制患者对某种食物的过多要求（特殊患者除外）。食物细软易消化，不进食煎炸烟熏和难以吞咽的食物。吃水果要去核。

话题延伸：动脑、动口、动手

动脑　主动用脑，刺激大脑生长神经元突触。"身怕不动，脑怕不用"，大脑"用进废退"，越使用越灵敏，越不用越迟钝，人应该用一生的时间预防脑力下降。年老更要挑战惰性，讲讲故事、写写日记、背背唐诗，都能运动脑细胞，刺激脑神经。健脑的最佳方法莫过于别让你的大脑闲着。

人老后大脑细胞萎缩不可逆转，早期发现就能把握最佳治疗期。

65 岁以上的人可以经常自问或互问：100−7−7−7−7−7=？1 分钟内说出 11 个以上动物或者人的名称；1 秒钟说 1 个单词连续 15 个，看能否记住 7−8 个等，用以测试近期记忆功能。经常做做反向指令游戏，比如说"上"做"下"，说"左"做"右"，说"前"做"后"，说"大"做"小"等，用以检测反应能力。建议 70 岁以上老年人每年去医院神内科或老年科做一次记忆力筛查。

动口 第一多讲话，刺激用脑，增进人际间的交流沟通，也有利于家庭社会关系和谐。有一个办法锻炼记忆和表达能力：听人讲故事，然后尝试能不能把故事的时间、地点、人物、事件、结果等要点复述出来。第二多咀嚼，如每天吃点坚果，带动大脑神经细胞运动做功。

动手 尽量动手做力所能及的事。玩玩拼图，弹弹乐器，学学绘画，打打电脑，尝试做一些新鲜的陌生的事情，有利于激活脑细胞。闲暇时多做手指操，手掌转核桃，"一枪打四鸟"等，锻炼脑功能。体育锻炼能增加大脑吸氧量，体力活动配合脑力锻炼，发病率可减少 40%。

骨质疏松症医学营养治疗

有句话形容人类一生的变化：四条腿走路的是婴幼儿，连滚带爬；两条腿走路的是青年，健步如飞；三条腿走路的是老人，多了一根拐杖。"三条腿"走路的老人多半患上了骨质疏松症。

骨骼让人类顶天立地

在人体内部，骨与骨连接起来构成一副坚硬的支架，成为人体的骨骼系统。人类之所以能够头顶蓝天脚踩大地，稳稳当当站立在地球上，完全仰仗于这样一副支架。

这个庞大的支架由206块骨头构成：颅骨包裹我们的大脑，护卫着这个"人体司令部"。肋骨左右对称，像网罩一样保护我们的心脏和肺叶。脊梁骨支撑我们的脖颈、脊背和腰椎。连同分布在肩、手、臂、腿、脚踝和足趾等处的骨骼，206块骨头与600多块肌肉协同配合，让人类昂首挺胸自由呼吸，跋山涉水行走自如。

呱呱坠地的婴儿，骨骼柔软而灵活，四肢随意扭动弯曲，看上去是那么无拘无束、自由自在。然而，这样的舒展和惬意过不了多久，骨头就开始变硬。一年又一年，等到老胳膊老腿时才猛然发现，自己的身体已变得多么不堪一击，甚至摔上一跤，咳上一阵，骨头都有可能断裂。

我们的骨骼由柔软到坚硬，由硬朗到松脆，这之间究竟发生了什么？

破骨细胞PK成骨细胞

人类的骨骼通过成骨作用（新骨不断生成）和溶骨作用（旧骨不断吸收），使各种组分与血液之间保持动态平衡。在这个过程中，破骨细胞——一种侵蚀骨头的细胞，经常会制造一些微小的蛀洞去破坏骨骼组织，而成骨细胞——一种生成新骨的细胞，又会及时用新的组织把蛀洞填满。

新生儿体内的骨头多由软骨构成。伴随他一天天长大，钙磷矿物质源源不断向骨骼沉积，柔软的骨头渐渐变硬。这个过程就是骨化过程，也叫"骨生成"。比时成骨细胞活跃，新骨的形成大于破坏，人体骨骼越来越强壮。只要这个过程不停止，人的骨头就会长长，身体就会长高。到了 20 岁左右，骨化过程基本停止，人的生长也就停顿了。

35 岁左右骨量达到顶峰。但好景不长，40 岁后情况改变：破骨细胞逐渐占据上风，骨的吸收和破坏大于骨的形成和修补，体内储存的钙量缓慢下降，人体骨质开始丢失。再往后，年龄越大骨质丢失得越快越严重。渐渐地，我们的骨骼越来越像年代久远的"空心树"，又像只有水泥没有钢筋的"危房"，遭遇狂风暴雨就可能坍塌。

骨质疏松是骨骼退化的毛病，特征是骨头变得疏松脆弱，骨骼容易破裂和折断。

老年疾病之冠

在所有老年疾病中，恐怕没有比骨质疏松更为普遍和广泛的了。

骨质疏松的发病率，女性是男性的 2 倍还多。这是因为女性一生中要经历"三期"——妊娠期、哺乳期、更年期，三个时期都会导致骨量丢失，骨骼密度降低。

妊娠后期胎儿快速生长，需要从母体取走大约 30 克钙，甚至要动用母体骨骼的储备钙。这些从母体转移到腹中胎儿的钙，相当于足月新生儿自身体重的 1%。假如从母体取走的钙是胎儿生长发育所需要钙的唯一来源的话，那么，女人每怀孕一次，骨骼就会丢失钙质 3%。

"十月怀胎，一朝分娩"。产后头三个月，乳母每天平均泌乳量 600 毫升，乳汁含钙 168 毫克。之后 3 个月，每天平均泌乳量 1000 毫升，含钙 280 毫克。6 个月纯母乳喂养的婴儿，大约需要从母体取走 4%-6%的钙。

母亲千辛万苦哺育儿女长大成人后，自己也就进入了更年期。绝经后女性体内雌激素急剧减少，破骨细胞功能大增，骨质丢失速度加快，以致不能保持骨骼结构的完整性。于是，骨质疏松无可避免地在中老年女性身上发生了。

不要以为骨质疏松只青睐于中老年女性，老年男性也会遭遇骨质疏松，由此引发的髋部骨折并发症、伤残率与死亡率甚至比女性更严重。吸烟、饮酒是导致男性年老后骨质疏松的重要原因。尼古丁既干扰机体对钙的吸收，又增加尿钙排出。酒精降低成骨细胞活性，抑制骨骼生长。

除了绝经女性和老年人以外，还有六类人群易患骨质疏松症：①肥胖者和过于消瘦的人。②缺乏体力活动的人。③膳食缺钙的人。④蛋白质摄入过高或过低的人。⑤受疾病影响如坏血病、胃切除、类风湿性关节炎、甲状腺中毒症和糖尿病患者。⑥长期不见阳光的人。

骨痛、骨畸、骨折

事实上，大多数人都低估了骨质疏松的危害，当被诊断为骨质疏松症之后，并没有像得了其他病一样焦急和重视。这不能不说是一个悲哀。

骨质疏松症有 3 个发展阶段：

第一阶段：骨痛。通常为弥漫性，时而腰背疼痛，时而膝关节疼痛，时而全身骨关节疼痛，劳累和活动后加重。此时，只有到了此时，人们才会为年轻力壮时累积性、透支性地滥用骨骼而懊悔。

第二阶段：骨畸。不经意时蓦然发觉——年龄越长，身高越矮，牙齿也开始一个接一个地"光荣下岗"。由于骨骼疏松多孔，椎体开始互相挤压，很快在相邻的两椎体间只剩下了很小的空隙，甚或已没有空隙。年复一年，当脊柱被压缩到一定程度后，就会迫使头颈前屈，人不得不以弯腰的姿态走路——背驼了。

第三阶段：骨折。这是骨质疏松最严重的阶段，一些轻微的活动都可能造成骨骼断裂。老年人腿脚不便，视物模糊，平衡能力降低，反应迟钝，最怕的就是摔跤。怕什么来什么，偏偏90%的股骨颈骨折是由摔跤引起的。下蹲、扭腰、转体甚至咳嗽打喷嚏，也会使髋骨、肋骨、盆骨、眩骨、胸骨轻而易举的断裂。

严格地讲，骨质疏松是一种全身性疾病，它所引发的种种麻烦，一点也不让人省心。"一躺百病生"，在骨折长达数月的卧床治疗中，稍不留意，就可能合并肺炎、便秘、褥疮、无菌性股骨头坏死、泌尿道感染等疾病，甚至造成永久性残疾或死亡。

谁决定骨骼的硬度

钙当之无愧。人体99%的钙存在于骨骼和牙齿中，它让我们的骨骼形成骨架并变得坚固和持久。摄入钙和吸收钙对骨骼健康非常重要，钙是防治骨质疏松的基础性物质。如何才能补充钙、留住钙？

天然食物是最好的钙源　食物是自然界赐予人类的最好"药物"。钙是食物中分布最广泛的营养素之一，补钙应以食物钙为主要来源。

牛奶是食物钙的最佳来源　牛奶里含有丰富的钙质，乳糖对促进

钙含量丰富的食物（以100克可食部分计算）

食物名称	含量（毫克）	食物名称	含量（毫克）
牛乳粉	1797	芝麻酱	1170
田螺	1030	干发菜	1018
豆腐干	1019	虾皮	991
干奶酪	799	黑芝麻	780
苜蓿	713	酸奶	81–161
芥菜	656	花椒	639
白芝麻	620	奶豆腐	597
虾米（海米）	555	花茶	454
酸枣	435	铁观音茶	416
红茶	378	五味子	370
紫皮洋葱	351	红萝卜缨	350
干海带	348	鲜薄荷	341

钙吸收好处多多，补钙最简单、最有效的办法就是每天食用液态奶或奶粉、奶酪。我国人均牛奶摄入量仅26.3毫升，老中青人群都处于缺钙的高发状态。要想老了不骨折，从现在起每天饮用250毫升–500毫升（1–2袋）牛奶。巴氏消毒奶、高温消毒奶、酸奶是纯正新鲜的奶品。

中国人乳糖不耐受者居多，喝牛奶易引起腹胀腹泻。牛奶怎么喝才能既营养又避免不适？速度慢，小口吞咽；浓度降，兑温开水饮用；温度适中，接近40度；少量多次，把一天的量分成2–4次饮用，同时吃一点馒头、面包等淀粉类食物。牛奶的吃法还有很多：用牛奶冲芝麻糊、煮燕麦粥，用牛奶代替白水和面做面食，用酸奶拌水果食用等。如果疾病治疗需要限制脂肪摄入，患者和老年人可选用低脂、脱脂乳品。

牛奶与乳饮料是完全不同的两种食品。牛奶的原料是鲜奶，蛋白质含量>2.9%；乳饮料是牛奶或奶粉加水加糖，蛋白质仅为1%。满大街热卖的五颜六色的"奶茶"，没有加一点牛奶或奶粉，有的只是氢化植物油、酪蛋白酸钠、奶油香精、反式脂肪、糖和色素。我们的下一代经常喝这样的东西，只能让他们成年后骨质疏松来得更早更快。

豆制品补钙位居第二　豆制品是仅次于牛奶的补钙佳品。大豆做成的老豆腐每 100 克含钙 160 毫克，营养丰富，是百姓餐桌上老少咸宜价廉物美的传统食品。豆制品钙磷比例适中，防治骨质疏松提倡"天天吃豆"。每天吃多少？黄豆 50 克，相当于 100 克豆腐干（丝），或 200 克老豆腐，或 250 毫升豆浆。

多数绿叶蔬菜是钙的第三来源　绿叶蔬菜富含钙、镁和维生素 K。镁是骨骼的组分之一，还有利于减少尿钙流失。维生素 K 是骨钙素的形成要素，能帮助钙沉积到骨骼中。多吃油菜、小白菜、芥蓝、芹菜、菠菜、莴笋叶、萝卜缨、韭菜、茼蒿等绿叶蔬菜，同时提供钙镁和维生素 K，是理想的健骨食物和补钙蔬菜。

吃蔬菜补钙，需要避开钙吸收的干扰因素。中国人膳食结构以植物性食物为主，钙的来源多由谷物及蔬菜提供，其中的草酸、植酸、膳食纤维与钙结合，干扰钙的吸收和利用。"一物降一物"，减少草酸含量只需将蔬菜放入沸水焯过再烹制，就能解决问题。

少喝甜饮料　甜饮料大多含磷酸盐，高磷抑制钙吸收。长期喝可乐等碳酸饮料的儿童少年，无法有效吸收和利用食物钙，骨密度峰值下降，出现骨质疏松的可能性提前。还有，甜饮料里的果糖、精制糖也妨碍钙吸收。

寄希望于喝骨头汤补钙的做法不可取　尽管"喝骨头汤能补钙"的说法由来已久，但检测证实，无论何种加工方式，不同来源骨头汤中的钙溶出度都很低，不仅不能与牛奶钙浓度同日而语（每 100 毫升牛奶含钙约 105 毫克，每 100 毫升骨头汤含钙仅 2.3 毫克），也与成年人每天需要的钙推荐量（800 毫克）相差甚远。不管加醋还是不加醋熬制，骨头汤里少得可怜的钙都是无法吸收的。餐馆打出的"吸骨髓补钙"的招牌只是招揽食客的幌子，骨髓里有的只是胆固醇，并没有钙。

科学补充钙制剂　对有特殊需要如绝经期女性、胃肠消化道疾病和老年人，食物钙不能满足机体需要时可加服钙制剂作为弥补。

不同钙制剂含钙量不同、吸收有差别，只有适合自己的才是最好的。补钙的同时多喝水，增加钙质溶解度，但不能与牛奶同服，钙与牛奶同服既造成浪费，又导致胃肠道吸收降低。钙的吸收需要消耗大量胃酸。儿童、老人和吃抗酸药物的人空腹服用钙片胃部不适，最好随餐分次服用（每次<500 毫克），同富含淀粉、乳糖的米面同服，不失为很好的补钙组合。

常见钙制剂的含钙量

品种	含钙量	品种	含钙量
乳酸钙	13%	碳酸钙	40%
磷酸氢钙	23%	葡萄糖酸钙	9%
醋酸钙	23%	活性钙	50%
L-苏糖酸钙	13%	枸橼酸钙	21%

亲密搭档

钙与维生素 D 是一对亲密搭档。打个比方：维生素 D 是枪，钙是子弹，没有枪不能发射子弹。缺乏维生素D，钙就不能打开骨骼"大门"准确到达靶细胞，也就不能发挥调节钙磷代谢，促进钙吸收、强化钙利用、减少钙排泄等诸多作用。

但是可惜，天然食材中富含维生素D的仅有蘑菇、鲱鱼、鲑鱼、沙丁鱼以及鱼肝油。我们体内维生素D主要来源于日光紫外线，皮肤脱氢胆固醇经阳光照射转变成维生素D。长期不晒太阳，是维生素D缺乏的主要原因。在温带和寒带地区，在多雨多雾季节和严寒的冬季，在大气污染严重的地方，日照时间短，缺乏维生素D的可能性增大。

还有，作为脂溶性维生素，维生素D的吸收完全依赖于肠道对脂肪的吸收能力，维生素D的代谢也要经肝肠循环。患有胃肠道疾病和肝病，也会引起维生素D缺乏。

鉴于这些，对得不到充足日照的人，行动不便的人，长期卧床的病人，患有胃肠道疾病和肝病的人，补钙的同时补充维生素D或鱼肝油是必要的。早产儿、双胞胎、人工喂养儿和冬季出生的幼儿，可在出生后1-2周开始给予维生素D制剂。

让骨骼健壮的其他营养素

蛋白质 蛋白质不光是血液、肌肉、肌腱组织修补更新的材料，也是形成骨骼的基本材料。健康成年人每天每千克体重需要摄入蛋白质1.0克，处在特殊生理时期如生长期、妊娠期、哺乳期，蛋白质摄入适量增加，老年骨质疏松患者应达到每天1.2克。

维生素 C 维生素 C 与骨胶原形成有关。骨胶原是结缔组织的组分蛋白质（又名胶原蛋白），是连接骨骼、牙齿、结缔组织所必需的物质。骨折或骨科手术后需要大量维生素 C 用来促进伤口愈合。中老年人发生骨质疏松，每天摄入 100 毫克维生素 C，有利于骨胶原形成。富含维生素 C 的食物有新鲜的绿色蔬菜、柑橘类等水果。

可提供 750–800 毫克钙的一日食谱

餐次	食物和用量
早餐	鲜奶 250 毫升（钙 250 毫克）、麦片 50 克（钙 80 毫克）
午餐	馒头 100 克（钙 30 毫克）、蔬菜 250 克（钙 80 毫克）、肉 100 克（钙 10 毫克）
加餐	水果 1–2 个
晚餐	米饭 100 克（钙 10 毫克）、蔬菜 150 克（钙 40 毫克）、豆腐 200 克（钙 250 毫克）

食物选择

可用食物：

（1）高钙食物，各种乳类、豆腐、绿叶蔬菜、鸡蛋、鱼虾、牛肉，发酵谷物等。

（2）含维生素 D 的强化食品，以及蘑菇、鱼肝油等。

（3）富含维生素 K 的蔬菜，如菠菜、甘蓝等，强化钙吸收，促进骨骼生长。

忌用或少用食物：

（1）植物性食物中影响钙吸收的物质，如植酸盐、草酸盐、碱性磷酸盐、纤维素等。菠菜、冬笋、茭白、芥菜、空心菜等蔬菜，烹饪前先在沸水里焯一下，可减少大部分草酸盐。

（2）动物性食物中的某些脂肪，如猪油、牛油、羊油等，能与钙形成不溶性钙灶，降低钙吸收。

（3）高盐食品，增加钙排出。许多时候减盐就等于补钙。

（4）咖啡（咖啡因）、浓茶（单宁酸）有脱钙作用，造成骨量流失。

（5）烟、酒。

话题延伸

不喝奶、喝咖啡，吃菜少、吃盐多，久坐少动不见阳光，是许多年轻人的生活常态。也许现在你不缺钙，但不等于10年20年后不会发生骨质疏松。骨质疏松重在预防，一旦形成难以逆转。"阳光+运动+营养"可阻止骨质过快流失，推迟或减轻骨质疏松的发生发展。

一、阳光是最廉价的养分

"阳光是个宝，晒晒身体好"，阳光是人类生存必不可少的条件。阳光由许多肉眼看不见的射线组成，其中紫外线号称"杀菌能手"，也是廉价的"维生素D"。不晒太阳或少晒太阳的人，体内合成维生素D减少，在婴幼儿期得佝偻病；在妊娠哺乳期得骨质软化症；在老年期就是骨质疏松了。

补充维生素D几乎无须花钱，每天晒太阳15-20分钟就能免费获得。提倡新生儿在母乳喂养的同时尽早开始晒太阳。正在成长发育的婴幼儿和青少年，骨质疏松的老年人和久病卧床的人，到户外去直接晒太阳，对骨骼生长和预防骨质疏松是必须而有益的。

晒太阳的时间最好选在上午 9–10 时，下午 4–5 时，此时光线柔和，可避免紫外线过强晒伤皮肤。特别提醒一句：隔着玻璃晒太阳，不能促进维生素 D 合成，达不到防治骨质疏松的目的。

二、运动让骨骼强健

骨骼是运动器官，多运动它就生长强壮，少运动不运动它就萎缩退化。整天坐着不动的人，即使天天补钙，骨骼也不见得结实。运动促使肢体活动和肌肉收缩，特别是负重锻炼刺激骨骼对钙的需求，有助于增加骨量和骨密度。运动宜缓不宜猛，谨防受伤。行走时不要弯腰驼背，以免增加骨骼负担。

便秘医学营养治疗

人体健康的标志，不仅包括"吃得下"，也包括"排得出"。我们身边抱怨排便困难的不仅有老人，也有青少年。上班族、电脑族、驾车族、学生族发生便秘似乎"很正常"，吃得下、排不出，成了一个不大不小的健康困扰。

大肠不只是身体"垃圾箱"

我们人体无时无刻不在新陈代谢，每天吃进去这样那样的食物，再排泄这些食物的残渣。食物进入胃经过4-6小时消化，再进入小肠吸收，无用的残渣便进入大肠变成粪便排出体外。

大肠是"身体垃圾箱"，它的任务是传导糟粕——让食物残渣变成固体粪便排泄出去。肠道的总长度大体上是人身高的4倍，肠内容物在肠道停留时间约17小时。此间，大肠会分泌一种能将食物残渣粘连在一起的黏液，通过润滑作用使粪便顺畅排出。

大肠不只是排泄糟粕的"垃圾箱"，它还有自己更重要的任务：喝进体内的水分和体内产生的液体，99%要在这里吸收；一些重要的矿物质、维生素，也在这里吸收。肠道出了问题，吸收水分和营养的功能就会削弱，甚至殃及大脑中枢神经跟着反应。胃肠有"第二大脑"之说，只要看看那些愤怒或悲伤的人任人怎么劝解也咽不下东西的样子，就会明白这话一点也不夸张。

"进口"与"出口"

肠内容物（主要为食物残渣）在肠内滞留时间过久，运行缓慢，水分被大量吸走造成粪便干结坚硬引起排便困难，就是便秘。便秘有3种表现：①排便次数减少，间隔时间过长；②排便困难，排泄不净；③粪便坚硬如球，量少。

许多人经历过肛肠之苦。由于食物摄入与残渣排出经常处在"进口"与"出口"的不平衡状态，出现反射性精神紧张，乃至成为一种心理负担，影响了身体健康和生活质量。便秘所引发的常见困扰是失眠，排便困难导致植物神经紊乱。其次是食欲减退，腹胀、反酸、打嗝，严重者可因粪便淤塞导致大便失禁、假性腹泻、肠麻痹、尿潴留、直肠出血等，残留物对肠道形成长期刺激，还可能引发肿瘤。

日常生活发生便秘的诱因随处可见：膳食结构改变，食物精细单一，吃肉不吃菜，缺乏膳食纤维，此为一；工作学习节奏快，体力活动被压缩得少之又少，水分补充不足，此为二；长期服用某些药物如降压药、促睡眠药、抗抑郁药、止痛药、麻醉药以及某些钙制剂等继发便秘，此为三；糖尿病、尿毒症、甲状腺功能亢进、甲状腺功能低下等，造成消化道自主神经病变，损害排便功能，引起排便障碍，此为四。还有，精神紧张，熬夜，作息紊乱，季节变换，出差旅游等，也可能引发机体做出功能性反应，使排便发生改变。

你的便秘属于哪一种

迟滞性便秘　又称"无力型便秘"，因排便动力缺乏引起的便秘，常常在老年人和久病卧床人群中发生。年龄越大，胃肠道动力越差，腹壁和肠道肌肉收缩无力，越容易出现迟滞性便秘。慢性消耗性疾病、营养不良、长期缺乏活动的人也可能因肠壁肌肉松弛、力量减弱而发生排便困难。

痉挛性便秘　肠道神经末梢过度刺激引起肠壁肌肉过度紧张，收缩痉挛造成的便秘。常见原因有：滥用泻药，调味品使用过多，吸烟饮酒，食物过于粗糙，饮用浓茶咖啡等。

梗阻性便秘　因肠粘连、肠道炎症、手术、肿瘤赘生等原因，肠道内容物运行受阻引起的便秘。肠梗阻的症状是4个字——疼（阵发性或持续性疼痛）、吐（肠道内容物反流呕吐）、胀（肚胀）、闭（排便排气停止）。最容易造成肠梗阻的食物是柿子和枣皮。发生梗阻性便秘应立即上医院就诊。

迟滞性便秘是一种症状，并非胃肠道本身有病。没有器质性病变的人，治疗或缓解便秘的首选是自我调理，通过建立良好的饮食结构，养成健康的生活方式，改善和调节肠道功能，达到既"吃得下"又"排得出"的健康目标。

肠道清洁工

谁是"肠道清洁工"？答案是膳食纤维，俗称"粗纤维"。它是碳水化合物中一类非淀粉多糖，有"可溶性"和"不溶性"两种。可溶性纤维对小肠吸收葡萄糖和脂类有影响，不溶性纤维在大肠发酵，进而影响肠道功能。

膳食纤维具有持水性特点，吸水膨胀的能力很强，这一点决定了它能增加粪便的体积和重量，软化粪便硬度，缩短粪便在肠道停留和通过的时间。膳食纤维具有发酵性特点，能被大肠微生物程度不同地发酵分解，这一点决定了它能促进肠道有益菌繁殖，有利于维系肠道平滑肌的张力。膳食纤维具有吸附性特点，稀释、包裹肠道有毒物质使之排出体外，这一点决定了它能维护肠道健康环境。膳食纤维独特的理化性质和生理作用，使它成为现代人预防和改善生活方式疾病的新宠。

膳食纤维大多存在于谷、薯、豆类和蔬菜水果中，全谷粒、麦麸含量丰富。我们来做一个比较：全麦粉含膳食纤维 6%，精面粉仅含 2%；糙米含膳食纤维 1%，精米仅含 0.5%。

常见粗粮豆类膳食纤维含量（每 100 克可食部）

食物名称	膳食纤维（克）	食物名称	膳食纤维（克）
小米	1.6	黄米	4.4
高粱米	4.3	苦荞粉	5.8
荞麦	6.5	莜麦面	4.6
薏米	2.0	黄豆	15.5
黑豆	10.2	青豆	12.6
黄豆粉	7.0	绿豆	6.4
红小豆	7.7	花豆	6.5
芸豆	8.0	蚕豆	10.9
豇豆	7.1	豌豆	8.7
粳米	0.5	籼米	0.6
黑米	3.9	糯米	0.8
玉米粒	7.2	玉米糁	3.6
大麦	9.9	毛豆	4.0

很多便秘者不敢多吃饭，唯恐吃得多排不出。其实，饭吃得少，形成食物残渣少，大肠内压力就小，便秘反而更严重。不要害怕吃饭，相反，便秘者正常进食，每天吃 50-100 克粗粮，50-100 克豆制品，能够促进大肠排泄。可根据胃肠耐受情况，从少量开始，逐渐增加粗粮豆类。

老年人牙齿不好，胃肠消化吸收功能减退，建议每天吃杂粮粥或蔬菜粥。这两种粥既好消化又富含膳食纤维，对防治迟滞型便秘是个不错的选择。

水、水、水

便秘的形成与缺水有关，便秘的改善与补水有关。

水是身体新陈代谢的"溶媒"，营养素的吸收和运输，代谢废物的转移和排出，只有溶解在水中才能进行，人体消化、吸收、分泌、排泄等所有的生理过程都离不开水。身体缺水，肠道回收水分必然增加，粪便必然干燥秘结，排泄也就必然困难。短时间里大量饮水（包括喝汤、蔬果汁和健康茶饮），水分进入大肠软化粪便的同时加大肠道压力，促使粪便排出。

"晨起一杯温开水，胜过医生来洗肠"，这是民间预防便秘的办法。在清晨体内缺水的状态下，通过迅速补充水分可缓解便秘。改善便秘的另一个办法是，起床后喝一杯温开水冲蜂蜜（糖尿病患者不宜）。

蔬菜你吃够了吗

新鲜蔬菜水果含有丰富的果胶，果胶是一种可溶性膳食纤维，对粪便的三个组分——食物残渣、水分和细菌均有"增加"的作用，有助于增加粪便体积促进排便。"白菜豆腐保平安"，大白菜营养丰富，还能促进排便排毒。解除便秘烦恼，蔬菜每天至少吃够500克，能生吃的尽量洗净生吃。

常见蔬菜膳食纤维含量（每 100 克可食部分计算）

食物名称	膳食纤维（克）	食物名称	膳食纤维（克）
白萝卜	1.0	胡萝卜	1.2
佛手瓜	1.2	萝卜缨	4.0
芹菜	1.4	芹菜叶	2.2
香菜	1.2	藕	1.2
苦瓜	1.4	大白菜	1.8
青尖椒	2.1	柿子椒	1.4
芥蓝	1.6	菠菜	1.7
娃娃菜	2.3	菜花	1.2
西兰花	1.6	雪里蕻	1.6
茭白	1.9	荸荠	1.1
芋头	1.0	姜	2.7
洋姜	4.3	香椿	1.8
苜蓿	2.1	绿苋菜	2.2
红苋菜	1.8	茼蒿	1.2
空心菜	1.4	笋干	43.2
玉兰片	11.3	黄花菜	7.7
韭菜	1.4	韭黄	1.2
韭苔	1.9	干冬菇	32.3
猴头菇	4.2	干黄蘑	18.3
金针菇	2.7	口蘑	17.2
干蘑菇	21.0	干木耳	29.9
干香菇	31.6	羊肚菌	12.9
干银耳	30.4	茶树菇	15.4
干紫菜	21.6	西芹	2.6

常见水果膳食纤维含量（每100克可食部分计算）

食物名称	膳食纤维（克）	食物名称	膳食纤维（克）
红富士苹果	2.1	黄香蕉苹果	0.9
梨	3.1	酥梨	1.2
香梨	2.7	鸭梨	1.1
沙果	2.0	蛇果	1.6
榴莲	1.7	石榴	4.8
柿子	1.4	桑葚	4.1
无花果	3.0	猕猴桃	2.6
草莓	1.1	金橘	1.4
杏	1.3	杏干	4.4
干枣	6.2	金丝小枣	7.0
黑枣	9.2	冬枣	3.8
酸枣	10.6	樱桃	0.3
葡萄	0.4	火龙果	2.0
柚子	0.4	柠檬	1.3
菠萝	1.3	芒果	1.3
木瓜	0.8	荔枝	0.5
香蕉	1.2	椰子	4.7
枇杷	0.8	白兰瓜	0.8

　　蔬菜水果不仅要多吃，还要会吃，多吃+会吃，满足营养需要，达到预防和治疗便秘的目的。

　　蔬菜水果品种不同，食入部位、加工方法不同，膳食纤维含量也不一样。就品种而言，胡萝卜、芹菜、荠菜、菠菜、韭菜膳食纤维的含量高于番茄、茄子；菠萝、草莓、荸荠高于香蕉、苹果。就部位而言，同种蔬菜，边皮纤维含量高于中心部位；同种水果，果皮纤维含量高于果肉。烧菜去掉边皮，吃水果削去果皮，都会造成膳食纤维丢失。就加工方法而言，柑橘果肉的纤维含量是橘汁的 6 倍。每天带皮吃 1–2 个水果，通便作用好（胃肠不适者不宜）。

B 族维生素

B 族维生素是个"大家族"，聚集着众多的"兄弟姐妹"，具有促进消化液分泌和肠道蠕动等作用。维生素 B 族溶于水并经尿液排出，在体内几乎不储存。了解了这个特点，为何 B 族维生素会经常缺乏的道理也就显而易见了。

维生素 B_1 保护胃肠神经，促进肠蠕动，来源主要有葵花籽、花生、大豆粉、瘦猪肉；其次为粗粮、小麦粉、小米、玉米等谷类。叶酸缺乏可能引起胃肠道等癌前病变，多吃富含叶酸的菠菜等新鲜蔬菜，对降低家族性大肠癌风险有用。除蔬菜外，富含叶酸的食物还有猪肝、猪肾、鸡蛋、豌豆等。烟酸（尼克酸）对维持消化系统的正常功能很重要，烟酸、烟酰胺在动物肝肾、瘦肉、鱼、坚果中含量丰富。乳、蛋含色氨酸较多，可以转化为烟酸。谷类中的烟酸 80%–90% 存在于种皮里，精细加工使烟酸流失。

胃肠道疾病不宜多吃粗粮的人，心脑血管病、肥胖症等不宜吃动物内脏的人，可选择复合维生素 B 制剂改善便秘。

小办法解决大问题

每天食用 15~20 克魔芋配菜　每 100 克魔芋粉含膳食纤维 74.4 克。魔芋能量低、吸水强，能有效解除便秘。

每天食用燕麦粥　燕麦葡聚糖在大肠发酵产生丙酸、丁酸等短链脂肪酸，对防治便秘一举三得：抑制腐败菌；促进肠道细胞更新；葡聚糖的吸水作用还能令粪便软化。

用酸奶代替鲜奶　乳酸菌是肠道有益菌群的"主力军"，能改善粪便性状使其顺利排出。酸奶与香蕉同食，有效解除便秘烦恼。

适当食用产气食物和润肠食物　产气食物在肠道发酵产生气体，形成导泻性，有利于肠道蠕动。豆类、洋葱、黄瓜、蒜苗、生萝卜、生甘蓝、果汁、果酱等是产气食物。润肠食物使粪便软滑利于通过。蜂蜜、银耳、木耳、核桃、熟香蕉、花生油、芝麻油、葵花籽油等是润肠食物。还可以把黄瓜、香蕉、腰果、杏仁当零食，每天吃 1~2 根或一小把。

自制土豆泥作为一餐主食　土豆直链淀粉在肠道膨胀，能缓解因肠道充盈不足引起的便秘。

避免刺激　便秘时不吃大蒜、辣椒等刺激性食物，不饮浓茶、咖啡、酒、碳酸饮料。这些食品易使大便干结，甚至引起便血。

其他　有结肠性便秘的多为老年人和慢性病患者，建议选择带有冲洗功能的坐便器。有直肠性便秘的青壮年，可短期使用开塞露。

话题延伸

一、慎用通便药物

备受便秘折磨的人无奈下采用药物缓解。应当了解：①通便剂使用过多引起腹泻。②泻药特别是有刺激性的泻药对肠黏膜形成刺激，肠道应激能力减弱，致使用药量增加，停药后便秘反而加重，产生药物依赖。③长期使用泻药造成胃肠紊乱，妨碍了肠道的自然功能。

药物治疗只是"应急之策"，并非"万全之计"，不能一发生便秘就不分青红皂白统统使用泻药，或长期饮用通便茶。不同类型的便秘需要不同的治疗方法。对引起便秘的原发性疾病要治疗，如机械性便秘需要解除肠道梗阻；糖尿病便秘要控制好血糖。不积极治疗原发性疾病，单靠药物干预或饮食调节，于事无补。

二、有便你就排

一个人的排便量和排便次数，与食物种类、生活规律、心情变化等有着直接关系。加班熬夜、外出旅游，打乱了正常的生活规律造成排便困难的，不能算是便秘，生活正常后会自然恢复。无须刻意定时排便，有便你就排。1天排便2-3次也好，2-3天排便1次也好，只要身体无不适感就不必紧张，精神紧张反而加剧排便困难。但因急事、开会、社交原因隐忍不便的，却是造成日后便秘的隐忧，应当避免。

大肠大约凌晨5点钟"醒"来开始工作，起床后肠道运动增强，此时如厕排弃废物最轻松。便秘者如能清晨如厕，给大脑和"第二大脑"一个指令，长期强化，有利于养成规律排便的习惯。

排便姿势也有讲究。马桶高度因人而异：坐在马桶上双脚挨地，膝盖略高于臀部；身体放松，上身微微前倾，有利于打开肠道夹角。每次排便时间 10-15 分钟，时间太长或太短，排便时看书读报、接听电话、发信息，注意力分散，都不利于改善便秘。

三、增强腹肌力量

每天坚持 30 分钟散步或慢跑，增强腹肌力量，改善自主神经对肠道的调节作用。运动锻炼腹肌的方法还有：平躺做蹬车动作；平躺双腿同时抬高，停留片刻再放下；原地高抬腿走步、前后踢腿等。卧床病人、产后妇女可以做腹肌收缩和提肛运动。

贫血症医学营养治疗

　　贫血爱找女人。从生理角度看，女人每来一次月经相当于一次"周期性失血"；从营养角度看，爱美胜过爱健康的女人吃素瘦身，无疑加大了贫血的风险。

　　贫血爱找老人。从生理变化看，伴随年龄增长器官功能衰退，基础代谢与合成代谢降低；从营养角度看，胃肠消化吸收功能下降，牙齿脱落松动，吃东西嚼不动咬不烂，迫不得已"偏食"、"挑食"，无形中限制了膳食铁的摄入。

谁在体内运送氧气

　　鲜红的血液在血管里汩汩流动，依靠一种红色的蛋白质——血红蛋白，将氧气运送到身体需要的各个部位。

　　构成血红蛋白的物质，主要有球状的血红素和条状的珠蛋白。血红素的功能很神奇，它在富氧的地方与氧结合，在缺氧的地方与氧分离，由此带动氧气到达需要的地方。血红蛋白含铁量占人体总铁量的60%-75%，这是一种"功能性铁"，参与氧的转运和利用。人体缺铁，血红蛋白携带氧气的功能就无从发挥。

贫血症不像心脑血管疾病那样直接对生命构成威胁，但对健康的影响依然不可小视。贫血使身体各处得不到足够的氧气，那些耗氧较多的器官首先出现缺氧状态：大脑缺氧引起头晕耳鸣，精神烦躁抑郁，注意力不集中，记忆力衰退。心脏缺氧引起心悸、气短、心律失常。贫血还会影响身体发育和智力发育，使免疫功能和抗感染能力下降，隐藏着被忽略的种种危害。

哪种膳食铁更有用

铁是人体必需的微量元素，用来制造血红蛋白和肌红蛋白。铁又是细胞能量的来源，在人体能量运作中占据一席之地。铁还是微量元素中容易缺乏的一种。缺铁是由轻到重的渐进过程，不贫血≠不缺铁。

日常食物里所含的铁元素分为"血红素铁"和"非血红素铁"两种形式，两种铁在人体肠道通过不同的机制被吸收。血红素铁被黏膜上皮细胞直接吸收，吸收率高达20%-25%。非血红素铁就不同了，它在吸收前必须与有机物相分离，还原成亚铁离子后才能被吸收，吸收率仅为3%-5%。

动物性食物红肉、动物血、动物肝脏、鸡胗、鱼虾、蛋黄中的铁为血红素铁。这种铁同人体需要的铁的形式相一致，容易被人体接纳。

红肉含铁量高于白肉，颜色越红的肉类，血红素铁的含量越多。

植物性食物黑米、黑木耳、芝麻酱、干果、大豆、深绿色蔬菜中的铁几乎都是非血红素铁，吸收效率低，再加上一些制约因素的影响，如植酸（谷类、豆类）、草酸（菠菜等蔬菜）、多酚（茶叶、咖啡）、纤维素（粗杂粮、蔬菜、水果）等，极易与非血红素铁结合生成不溶性物质，更加干扰和妨碍了铁的吸收利用。

补铁要打"组合拳"

同蛋白质一起补　构成血红蛋白的不光有血红素，还有珠蛋白，铁同蛋白质一起补，纠正贫血事半功倍。蛋白质每天每千克体重摄入1.2克，以必需氨基酸完全的容易消化的优质蛋白食物为主，多吃禽蛋类、瘦肉、大豆制品、鱼虾等。

同维生素C一起补　维生素C是一种活性很强的还原性物质，能促进小肠对铁的吸收。在人体肠道内，只有二价铁可以被吸收，维生素C可将三价铁还原为二价铁，或者让铁元素保持二价状态，有利于身体吸收铁、利用铁。蔬菜维生素C的含量，嫩叶比枯叶高，叶部比根部高，深色菜叶比浅色菜叶高，最好当天买当天吃，吃存放了几天的蔬菜，补充维生素C就失去了意义。

多吃蔬菜水果固然能补充维生素C，但治疗缺铁性贫血需要较大剂量的维生素C，单凭摄取蔬菜水果显然达不到纠正贫血的目的。作为预防，平时多吃蔬菜水果摄取维生素C；作为治疗，主张服用维生素C制剂，疗效来得快一些。

补铁以血红素铁为主 一味吃素，动物性食物基本不吃，植物性食物铁的吸收利用率又很低，最易引发营养性缺铁性贫血和其他健康问题。补铁以血红素铁为主，适量食用牛肉、羊肉、瘦猪肉等红肉，摄入脂类食物达到每天每千克体重 1~1.2 克。猪全身都是宝，猪血防治贫血症的功效已得到公认。100 克猪血含铁 45 克，是猪肝的 2 倍，猪肉的 20 倍。

贫血者无须过分节食 适当增加食量，摄取丰富多样的营养素，为身体提供足够的造血原料，是贫血症营养治疗的基本手段。患者每天膳食总能量不低于 5020 千焦（1200 千卡），主食 300 克。经过发酵的粮食提高了谷类铁的吸收率，馒头、发糕等发酵食品可适当多吃。

导致贫血症最常见的原因是缺铁，吃什么食物能补铁？

铁含量丰富的食物（以 100 克可食部计算）

食物名称	含量（毫克）	食物名称	含量（毫克）
苔菜（干）	283.7	红蘑（干）	235.1
黑木耳	97.4	松蘑（干）	86.0
发菜（干）	85.2	姜（干）	85.0
紫菜（干）	54.9	芝麻酱	50.3
青稞	40.7	芥菜（干）	39.5
羊肚菌	30.7	红茶	28.1
脱水菠菜	25.9	脱水蕨菜	23.7
黑芝麻	22.7	黄蘑（干）	22.5
脱水香菜	22.3	胡麻籽	19.7
白蘑	19.4	脱水油菜	19.3
扁豆	19.2	黑笋（干）	18.9
藕粉	17.9	花茶	17.8
腐竹	16.5	豆瓣酱	16.4

比较而言，奶类含铁较少；蛋类含铁虽多但吸收率低，二者都不是补铁食物的首选。坚持吃素不吃肉食的人，不妨多吃黑木耳、芝麻酱、红蘑、松蘑、苔菜、发菜等铁质丰富的食物。

此外，来源于绿叶蔬菜、新鲜水果、肉类豆类中的叶酸，来源于肉类、动物内脏、海产品、蛋类的维生素 B_{12}，也能促进铁的吸收和红细胞合成，有助于防治贫血症。

补铁选择强化食物 在酱油、面粉中添加铁元素，是改善我国居民缺铁性贫血最方便的办法。食用 15 毫升加铁酱油，大约可补充人体每天铁需要量的 40%-50%，是安全经济的补铁措施。

治疗贫血症单靠食物补铁还远远不够，患者特别是严重贫血的人应遵照医嘱服用专门的补铁药物（硫酸亚铁、乳酸亚铁、富马酸亚铁、右旋糖酐铁等），辅之以营养治疗。

缺铁性贫血食谱举例

餐次	食物和用量
早餐	牛奶（200 毫升）、麻酱花卷（面粉 100 克、芝麻酱 25 克）、煮鸡蛋 1 个、花生芹菜丁（花生米 25 克、芹菜 50 克、芝麻油少许）
中餐	米饭（大米 100 克）、红烧猪蹄（猪蹄 100 克）、炒木耳油菜（木耳 10 克、油菜 100 克）、番茄鸡蛋汤（番茄 100 克、鸡蛋 50 克）
加餐	猕猴桃（150 克）
晚餐	粥（大米 50 克）、红枣发糕（面粉 100 克、红枣 6-7 枚）、酱牛肉（50 克）

食物选择

宜食食物：红肉、禽蛋、鱼虾、芝麻、木耳、海带、香菇、紫菜、大豆及其制品、葵花籽、核桃仁、红枣等。

忌食食物：浓茶、咖啡、高纤维食物。

话题延伸

一、再也不能偏食、挑食

贫血症患者多有偏食、挑食的习惯，或者为防治"四高"（高血压、高血脂、高血糖、高体重），或者为减肥塑身而长期素食，食物选择的范围和品种很窄。要健康就要改变偏见，均衡地摄取各种营养素，保证动物性食物和植物性食物的合理搭配。

顺便说说，铁是重要的美容营养素，决定皮肤的红润，缺铁使肤色苍白无华，何谈美丽？脂类让少女身材窈窕皮肤细滑，缺少脂类身材瘦小皮肤粗糙，又何谈美丽？美，首先应该是健康的美，营养不良的病态美、骨感美也许风靡一时，又岂能美到永久？

二、原发性疾病不治不行

贫血是由多种疾病的不同发病机制引起的病理状态。纠正贫血，首先不是多吃红肉和大量补充维生素 C，也不是鼓励多吃民间盛传的"补血"食物，而是去医院检查，看看是否患有导致贫血的原发性疾病。肾性贫血、消化道溃疡出血、恶性肿瘤贫血、肝病贫血、风湿性关节炎、骨髓疾病，包括外科手术、痔疮、月经失血等，都可能是造成贫血的原因。不查明病因，不对因治疗，单靠补血食物、补血药物去纠正贫血，无异于隔靴搔痒，贫血症是很难治愈的。

肺结核医学营养治疗

鲁迅在他的名篇《药》中描写肺结核病人："那屋子里面，正在窸窸窣窣的响，接着便是一通咳嗽，小栓慢慢的从小屋子里走出，两手按了胸口，不住的咳嗽，大粒的汗，从额上滚下，夹袄也黏住了脊心，两块肩胛骨高高凸出……"苍白的脸色，拼命的咳嗽，大粒的汗珠，孱弱的身躯，常常是肺结核患者的"标志性形象"。

死灰复燃说肺结核

抗生素、卡介苗、化疗药物的问世，标志着人类与结核病抗争史上里程碑式的胜利。然而，近几十年来，这种已被医学攻克的顽症又卷土重来，向人类发起新一轮挑战。

濒临灭绝的肺结核何以死灰复燃？

随着全球经济一体化发展，人口流动空前频密，具有强烈传染性的结核病菌得以在世界范围广泛传播。

艾滋病在全球蔓延。艾滋病患者的免疫力极度衰弱，他们中约有 50% 的人会感染结核病菌，感染概率是常人的 30 倍。统计显示，全球 1/3 的艾滋病人最终死于结核病。

糖尿病人数大幅度攀升。高血糖这种"甜甜的血"，恰好是结核杆菌的好养料。糖尿病患者中，1/3–1/2 的人可能感染结核菌。

曾经，结核病防治效果非常显著，人们盲目乐观而放松警觉，致使对结核病认知度降低，预防措施不到位。

虽然肺结核能够治愈，但是，如果治疗不彻底，或者违背了"早期、联合、规律、适量、全程"的原则放弃治疗，一旦形成耐药性结核病，痊愈希望就变得渺茫了。多种抗药性结核病菌株的产生，无疑增加了防治难度。

飞沫传播

生命离不开氧气，人生下来就要一刻不停地呼吸，这种与生俱来的自然行为既有生理学上的意义，也有社会学上的意义：呼吸迫使人与人之间保持密切联系，使人不至于完全将自己封闭；呼吸迫使我们接受外界环境并对它们进行同化，同时把不能同化的东西排出体外。

生命在一呼一吸中延续，诸多细菌性疾病也在一呼一吸中传播开来。包括肺结核在内的细菌性疾病，就是由空气中夹带的细末微滴或灰尘微粒，从一个人身上带到另一个人身上去的。当排菌病人咳嗽、吐痰、打喷嚏、唱歌、大声说笑时，唾液细沫被喷成一个一个细小的唾滴，其中更小的唾滴蒸发成为"微滴核"播散到空气中。据测定，一声咳嗽，足以让空气中的微滴核数目增加到约 3000 个；一个喷嚏，排放出的微滴核数目可高达 100 万个。颗粒在 2 微米以下的微滴核直接进入人的肺泡，而大于 2-10 微米的微滴核则在空气中大范围漂浮。

你知道吗？一口痰吐在地上，隐藏其中的结核致病菌在干燥条件下可以存活 8-10 个月！一度令世人恐慌的肺结核，便是带菌飞沫的"杰作"。

在我国，90%以上的患者都是通过呼吸道感染肺病的。做好对排菌病人的隔离和消毒，有效防控飞沫传播，让每一次呼吸清新健康，是防治肺结核的重要环节。

互有消长的较量

哪些人易得肺结核？①老年人和儿童；②艾滋病患者；③吸毒者；④糖尿病患者；⑤矽肺患者；⑥怀孕和分娩期妇女；⑦术后患者和长期使用肾上腺糖皮质激素的人。7 种人的共同特点是免疫力低下，被称作结核病的易感人群。

空气中散布着结核病菌，每 2 个人中就可能有 1 个人被感染。然而这个被感染者却不一定会发病。人感染了结核菌是否发病取决于两个因素：其一，感染病菌侵袭力的强弱；其二，自身免疫力的高低。只有同时存在 3 个条件：感染源（排菌病人和空气中的结核杆菌）、传播途径（呼吸道）、易感人群（7种人），才有可能形成传播和感染。

结核菌进入呼吸道后可播散到全身，它与人体免疫力之间的较量互有消长。当免疫力处于良好状态时，即使感染了结核菌也不至于发病；当免疫力低落，结核菌的侵袭力又处于强势时，它便会兴风作浪，引发结核病。结核菌在体内生长繁殖活跃，说明人的免疫巨噬细胞功能低下；进入人体后处于时而生长、时而休眠状态，说明人免疫功能尚好；假如进入人体后完全处于休眠状态，说明人免疫功能特好，几乎不存在患病可能。

从"肚饿"说营养

鲁迅先生的小说《药》的篇幅很短，但描写小栓吃饭就有4处。尽管小栓时常进食，却"仍旧只是肚饿"。为什么？因为肺结核是一种慢性消耗性疾病，患者需要充足的能量和营养素补充，这就是结论。

人吸气时，肺扩张；呼气时，肺缩小，由此形成肺内压与大气压之间的压力差，驱动气体经由肺部进进出出。由于吸气和呼气都是主动过程，因而人体需要消耗更多的能量。

治疗肺结核，药物是"主力先锋"，营养是患者最终痊愈的前提保障。营养治疗需要高能量、高蛋白、高维生素和适量矿物质，抵充疾病消耗，加速病灶钙化与修复，提高机体免疫力，促进患者康复。

慢性消耗性疾病对各种营养素的要求都很高。

消耗性疾病的营养要求

充足的能量　肺结核患者的体温每升高 1 度，基础代谢率大约增加 7%，加之长期发热、盗汗，能量消耗是健康状态的 1.5 倍。因此，患者能量摄入必须超过正常状态或正常人，达到每天每千克体重 167–210 千焦（40–50 千卡）。

足够的优质蛋白　一方面，疾病长期消耗使蛋白质分解加速；另一方面，修复结核病灶又需要大量蛋白质。充足的蛋白质有助于机体免疫球蛋白形成，纠正因营养不良导致的贫血。每天蛋白质摄入量应达到每千克体重 1.5–2 克，优质蛋白占 1/3–2/3，多吃肉类、奶类、蛋类、禽类和豆制品。酪蛋白有促进结核病灶钙化的作用，尽量选用牛奶和奶制品等含酪蛋白高的食物。

丰富的维生素　维生素 A 增强上皮细胞功能。B 族维生素和维生素 C 有助于健全肺部血管功能，帮助机体恢复，还能增进食欲。维生素 B_1、维生素 B_6 可减少抗结核药物的副作用。维生素 D 帮助钙吸收。提倡多吃富含维生素的新鲜蔬菜水果和谷类，多晒太阳。

补充铁和钙　铁是合成血红蛋白的关键原料，缺铁使血红蛋白合成不足导致贫血。肺结核患者因咯血极易发生贫血，补铁促进血红蛋白生成。患者痊愈过程出现"钙化"现象，需要大量钙质，补钙对他们也十分必要。

山药与百合搭配煮粥，润肺通气功效倍增。肺结核伴糖尿病患者

肺结核高能量高蛋白高维生素饮食食谱举例

餐次	食物和用量
早餐	肉末粥（肉末 30 克、大米 50 克）、牛奶（200 毫升）、煮鸡蛋 1 个、酱黄豆 30 克
加餐	苹果 250 克
午餐	米饭（大米 150 克）、胡萝卜烧牛肉（胡萝卜 100 克、牛肉 150 克）、芹菜炒豆干（芹菜 100 克、豆干丝 50 克）、虾皮冬瓜汤（虾皮 5 克、冬瓜 50 克）
加餐	鲜橙汁（鲜橙 300 克）
晚餐	米饭（大米 150 克）、甜豆炒虾仁（甜豆 50 克、虾仁 60 克）、黄瓜炒肉片（黄瓜 100 克、猪肉 50 克）、番茄蛋汤（番茄 50 克、鸡蛋 30 克）
加餐	牛奶冲藕粉（牛奶 200 毫升、藕粉 25 克、糖 20 克）、猕猴桃（100 克）

每天用 150 克山药煮粥吃，能有效减轻咳嗽症状。

食物选择

宜食食物：

（1）含优质蛋白的食物，如各种肉类、奶类、蛋类、禽类、大豆及其制品，鳗鱼、黑鱼、甲鱼等鱼类。

（2）含钙丰富的食物，如芝麻酱、奶类、海带等。

（3）含铁丰富的食物，如动物肝脏、动物血、绿叶蔬菜等。

（4）维生素和其他活性成分含量丰富的食物，如各类蔬菜水果，青菜、土豆、番茄、胡萝卜、黑木耳、香菇、百合、银耳、茨实、藕、菱、柿子、梨、橘子、苹果、大枣、莲子、栗子、核桃等。

忌食食物

（1）刺激性食物，如烟酒、胡椒、辣椒、花椒、生姜、大蒜、桂皮、砂仁、茴香、丁香以及辛辣生痰食物。

（2）容易引起过敏的食物，如无磷鱼、死鱼、海鱼等。

（3）过甜的食物，如哈密瓜、龙眼、荔枝等水果。

话题延伸

一、营造宜居环境

阳光、空气和水是生命的三大要素，毫无疑问，健康长寿与生存环境息息相关。结核病患者尤其要"择处而居、择塌而卧"，选择阳光充足、空气流通的居室空间。适当进行户外运动，保持愉悦心境，不仅可以减少药物不良反应，防止治疗中断，还有利于调动体内免疫细胞活性，杀灭、清除结核病菌。

二、不追求"骨感美"、"老来瘦"

消瘦的人体内储存的能量营养物质少，往往经不起慢性消耗性疾病的折磨，康复痊愈过程被拉长。不必盲目追求"骨感美"、"老来瘦"，做到营养均衡，维持适宜体重，增强抗病能力最重要。

更年期综合征医学营养治疗

"血压忽高忽低，脸色忽白忽红，身上忽冷忽热，情绪时好时坏"是更年期生理心理变化的真实描述。更年期是一个人从性成熟期走向老年期的过渡，是完整生命的一个必经阶段。由于性激素分泌陡然下降和生殖功能显著衰退，出现内分泌、精神心理和代谢方面的变化，从而引起了身体各系统器官的重新调整适应。

热潮红

女性更年期综合征的突出特征是"潮红"或"潮热"：在没有诱因的情况下，一阵热波突然涌来，从胸部开始，又急速向面部、颈部、背部涌去，随之皮肤发红，汗如雨下，前胸后背四肢发冷。这种感觉犹如大海涨潮，有起有落。在有些女性身上，热潮红只是一种短暂的烦人症状罢了，但对另外许多女性来说，热潮红每天来来去去，让人精疲力竭、衰弱不堪。

热潮红袭击的同时，自主神经功能和大脑皮质失调，伴有血压升高、心慌心悸、头痛头晕、耳鸣眼花，神经高度紧张，入睡困难、易惊醒，尿频尿急，腰酸背痛、皮肤出现"蚁走感"。约40%的绝经女性出现应力性尿失禁。另外，性欲减退，阴道干涩，皮肤变得粗糙晦暗；肾上腺皮质激素活跃，人像吹气球似的发胖；血胆固醇含量增高，血管硬化等，也是更年期女性的普遍遭遇。种种不适，让女性在雌激素分泌发生突如其来的改变时苦不堪言。

谁偷走了你的美丽青春？性激素，它对女性的健康和幸福扮演着重要角色。进入更年期，女性体内雌激素大约下降80%。脑垂体试图刺激卵巢分泌雌激素的努力，引起激素水平起伏波动，情绪变化无常，部分或者完全搅乱了往日平静的生活。

男性也有更年期

不错，男性也有更年期。男性内分泌系统和性腺功能的减退要比女性慢，因此男性更年期来的也比女性晚一些。

医学上一般把女性45-55岁、男性55-65岁年龄段称之为更年期。男性更年期没有类似女性的停经作为显著标志，但大多数男性50岁后睾丸开始缩小，70岁缩小到相当于12岁儿童的睾丸大小。随着睾丸缩小，睾酮的分泌也在减少。

睾酮是雄激素的前体，它促进脂肪分解，减少腹部脂肪堆积。中年"发福"出现"啤酒肚",是走向老化的起始。睾酮水平还有加强成骨细胞的作用,避免男性骨质疏松提前到来。

雄激素下降最典型的表现是性功能减退。同女性一样,许多男性也不能完全适应这一变化,有的表现为烦躁易怒,精神压抑,敏感多疑等精神症状;有的表现为心悸胸闷,胃肠功能紊乱,不定部位疼痛等躯体症状,精力、体力、注意力、记忆力也逐渐下降。

加速男性更年期到来的另一个原因是生活方式:紧张和压力干扰大脑功能,影响下丘脑垂体分泌激素,同时降低睾丸功能;久坐少动使前列腺、下肢运动功能减弱;经常泡温泉可能影响生殖功能。

不可理喻的精神症状

更年期性激素水平急剧下降,就像风吹落叶般令大脑神经元网络变得稀少疏朗,精神心理症状凸显。处在更年期的人气性"拧巴",常会做出让人不可理喻的事情。

焦虑 紧张烦躁、心神不宁,无对象、无原因惊恐,严重者坐立不安,搓手跺脚,并伴有多种自主神经系统症状和躯体不适感。

抑郁 情绪低落、言行消极、自卑自弃,对事物缺乏兴趣,对人生丧失愉悦感。生活懒散、思维迟钝,伴有睡眠障碍。如果症状严重,持续时间超过两周以上,基本可诊断为更年期抑郁症。

偏执 多思多虑、敏感多疑,无事生非、猜忌丛生。有的对自身健康存在极度的不安全感,没病爱找病,小病疑大病,大病疑绝症,不断检查，重复就医，反复折腾，自我折磨。

恐老　以悲观消极的心态回顾往事、对比现在、忧虑未来。尤其女性恐老畏老之情强烈，不能正视年老将近的事实。有的哀叹"徐娘半老，风韵不存"，对年轻貌美的同性羡慕嫉妒恨；有的感慨"老而无用"，不能用正常态度处理与年轻人甚至与子女的关系。

其实，更年期出现的多种心理问题，是性激素急剧下降导致的神经递质紊乱，浑身不舒服可能也只是自我感觉，并非真有器质性病变。如果说自然的、生理的衰老是不可避免的，那么精神的、心理的老化则是可能战胜的。拥有成熟人格的人，完全能够自我调控，赶走心魔。

更年期保健越早越好

不要等到更年期来临才照顾自己，在漫漫人生路途上自我保健开始得越早越好。下面这些饮食原则可以帮你消除不适，安然度过更年期。

（1）维持适宜体重，减少能量摄入。每天食物总能量比年轻时减少 5%-10%，吃饭七八分饱。

（2）减少皱纹，防备肌营养不良（肌肉减少、脂肪增多），增加生物价值高的优质蛋白食物，如鸡蛋、牛奶、鱼虾、兔肉、禽肉等。

（3）绝经后女性缺少雌激素保护，高血压、心脏病、动脉硬化发生率迅速赶上甚至超过男性，需要减少脂肪和胆固醇食物。少吃富含饱和脂肪的肥肉、富含反式脂肪的甜点、富含胆固醇的动物内脏、蛋黄、蟹黄、鱼子、鱿鱼等食物。

（4）绝经后防范血压升高和骨质疏松，控制食盐摄入量，每天<6克。

（5）补充四种维生素。维生素 E 又称"生育酚"，号称"青春营养素"，有助于预防阴道干涩和热潮红。维生素 E 还是一种强有力的抗氧化剂，帮助更年期女性抵抗心脏病，而出现心脏病是她们的头号危险。维生素 C 有助于强化微血管功能，减轻血管神经障碍，缓解令人困扰的潮热现象。复合维生素 B 帮助控制紧张情绪，维生素 B_6 可用来治疗更年期引起的情绪抑郁或喜怒无常。维生素 D 增进身体对钙的吸收和运转能力。

（6）补充三种矿物质。更年期对人体最大的破坏是骨质流失，这会导致脱牙、骨折、身材变矮和脊柱弯曲。补钙要趁早，从 35-40 岁开始。更年期补钙既能防治骨质疏松，又能帮助心脏正常工作。镁也有相同作用，在强壮骨骼的同时保护心脏。锌摄入不足可能引起睾丸萎缩和前列腺疾病，男性应适时补锌，贝壳类海产品、虾、干奶酪、燕麦、花生、花生酱、干果、谷类胚芽是含锌较多的食物。

（7）每天喝足够的水。饮水不足导致情绪和情感起伏变化。

（8）多吃富含异黄酮的食物。异黄酮是一种类似激素的化合物，在结构和功能上同人体雌激素十分相似。大豆异黄酮几乎全部存在于黄豆和黄豆制品中，因为它能发挥类似于内源性雌激素的作用，因而被誉为"植物雌激素"，对延缓女性衰老、减轻更年期综合征有很好作用。豆浆是适合女人的最佳饮品，常喝豆浆，减少因雌激素水平骤然下降造成的骨钙流失，如果再配合饮用牛奶，对中老年女性的骨骼健康更有益处。

常见食物大豆异黄酮含量（毫克/100 克可食部分）

食物名称	总含量	食物名称	总含量
小白豆	0.74	苜蓿芽	0.35
速溶豆粉饮料	109.51	豆面酱	42.55
发酵大豆	58.93	大豆干酪	31.32
大豆纤维	44.43	大豆粉	148.61
豆浆	9.65	腐竹	193.88
大豆蛋白提取物	97.43	豆片	54.16
黄豆芽	40.71	豆腐	27.91
冻豆腐干	67.49	腐乳	33.17

除了每天喝豆浆，吃豆腐、豆干、豆粉等黄豆制品外，还可以用豆类改进和提高谷类蛋白的质量。如大米加黄豆蒸饭，小米熬粥加豆浆，面粉拌黄豆粉蒸馒头等，不仅营养互补，也能调剂口感。

食物缓解症状

牛奶　最经济、最有效、最简单的补钙食品，有助于增加骨密度，不仅对保持骨骼健康有益，也对改善失眠有益。每天饮用 250-500 毫升，早上喝 1 袋脱脂或半脱脂热牛奶，晚上喝 1 袋酸奶，吃一点全麦面包或馒头片，忌空腹喝奶。

洋葱　目前所知道的唯一含前列腺素 A 的蔬菜，可舒张血管，增加冠脉血流量，有助于平稳血压和预防冠心病。紫皮洋葱抗氧化、抗衰老物质花青素和微量元素硒的含量高于白皮洋葱，每天吃 50 克紫皮洋葱，生吃或炒得半生不熟，有利于花青素释放。

番茄　番茄红素抗氧化、抗衰老的作用甚至超过了维生素 C 和维生素 E。常吃番茄有助于预防心血管疾病、老年男性前列腺疾病。人们时常为番茄生吃好还是熟吃好而困惑，应该说生吃有生吃的好处，熟吃有熟吃的道理。最好替换着吃：今天生吃，补充维生素 C；明天熟吃（油炒），获取番茄红素。

毛豆　成熟后即黄豆。毛豆含卵磷脂，有助于增强记忆力；含膳食纤维，可促进排便，清除血胆固醇；含钾，能缓解钾流失造成的疲乏无力和食欲下降；含大豆异黄酮，改善更年期不适。

木耳　含较多的可溶性膳食纤维和黏性蛋白，具有调控血脂、促进排便等作用。野生木耳的营养价值高于种养木耳。吃木耳每天不超过 50 克，多吃容易引起消化不良，最好先在沸水里焯一焯，去掉里面的杂质。

鱼虾　鱼类含有较多的不饱和脂肪酸，丰富的常量元素和微量元素，有助于降低更年期心血管疾病发生。虾等海产品含优质蛋白，并参与雄激素合成。

坚果　富含微量元素、不饱和脂肪酸，促进神经递质正常运作。

话题延伸：补充药物性激素

保健靠自己，有病找医生。虽然生命不可以复制，但衰老却能够延缓。无论男女，伴随内分泌功能减退，身体器官组织都会出现相应的调整适应性变化。当躯体和心理症状比较严重时，就要及时就医了。

女性更年期症状达 130 种之多，缓解和改善症状的最佳方法是在医生指导下补充药物雌激素，消除雌激素下降造成的血压不稳，夜间出汗，失眠和疲劳，生殖器官萎缩等症状。从远期效果看，补充药物雌激素对预防女性 65 岁以后可能出现的心血管疾病、骨质疏松、老年痴呆症很有好处。

不少人对激素替代治疗存有疑虑。随着现代医学的发展，临床激素替代疗法已经运用成熟。只要把握以下几点就能规避风险，或将风险降低到最小，大可不必为此而纠结。

（1）补充雌激素的"窗口期"——绝经 10 年内有效。

（2）去正规医院看绝经期门诊，由医生决定你需要不需要补充雌激素，补充多少，用什么方式补充（口服、注射、贴剂）等。不可自作主张，不可盲目从众，更不能轻信没有经过医学科学研究验证的披着高科技外衣的骗术，如"卵巢保养"，"推迟更年期×年"之类。

（3）采用激素替代疗法必须遵从医嘱，按时看医生，根据身体状况调整用药剂量。

代谢综合征医学营养治疗

医学上将以胰岛素抵抗为基础的多代谢症候群，包括"8高"（高血压、高血糖、高血脂、高体重、高血黏稠度、高胰岛素血症、高尿酸血症、高脂肪肝）中的3个和3个以上在同一个体集结的病理状态，称为"代谢综合征"（MS）。

3个或3个以上危险因素同时在一人身上集结，在体内共同作用，严重而直接的后果就是爆发心脑血管疾病，甚至导致死亡。代谢综合征有一个形象的比喻——"死亡四重奏"。

"一根藤上的苦瓜"

表面看，高血压、糖尿病、高脂血症、肥胖症、痛风、脂肪肝都是独立性疾病，具有各自不同的发病机制和病理变化。深入研究却发现，它们的本质是相同的，是"一根藤上结出的苦瓜"。

代谢综合征的核心是胰岛素抵抗（IR）。胰岛素是胰腺分泌的激素，是我们身体里众多激素中唯一能够调节血糖的激素。什么是胰岛素抵抗？即胰岛素作用的靶器官对胰岛素的敏感性下降，正常数量的胰岛素不足以产生对脂肪细胞、肌肉细胞和肝细胞的正常效应。通俗地讲，就是胰岛素的"接收器"（胰岛素受体或靶器官）出了问题，拒绝接受胰岛素信号，如同一把生了锈的锁，用钥匙再怎么费劲也难以打开一样。"钥匙"好似胰岛素，"锁"好似胰岛素的"接收器"。代谢综合征的形成基础是胰岛素"接收器"发生了故障，从而引发糖代谢紊乱等一系列连锁反应。

代谢综合征像一座桥梁，一头连着肥胖，一头连着心脑血管疾病。伴随生活方式的改变，从肥胖演变为代谢综合征，再到引发心脑血管疾病，整个过程所需要的时间大大提速。只要有肥胖"一高"存在，引发其他"三高"、"四高"的风险就会增大；当"三高"、"四高"集于一身时，则会产生推波助澜协同放大的效应。

变分而治之为联合防治

目前，治疗代谢综合征已经超越了单一的"降压"、"降脂"、"降糖"治疗，变顾此失彼、分而治之为整体治疗，立足于综合考虑，联合防治。

与此相关，代谢综合征的营养干预亦有异曲同工之处。高脂、高糖（碳水化合物）、高盐、高能量、低纤维"四高一低"的膳食结构是代谢综合征发生的共同原因，营养治疗非同时限脂、限糖、限盐和控制能量不可。

能量与体重

肥胖既是代谢综合征的共同根源，又是诱发高血压、糖尿病、血脂异常、痛风、脂肪肝的重要因素。防治代谢综合征首先要控制能量。

能量是"生命的原动力"。人体要维持正常体温、呼吸、消化、内分泌、循环等生理活动和心理活动，要促使细胞生长、繁殖和自我更新，要运输营养物质排除代谢废物等等，都离不开能量。

能量来自于我们每天的一日三餐，食物脂肪、碳水化合物、蛋白质在体内经分解代谢释放出能量。控制能量摄入，就是控制"三大产能营养素"，使其保持合理的数量和适宜的比例。

保持健康体重就要保持体内能量平衡，也就是能量摄入与能量消耗的平衡。保持能量平衡有两个决定性因素：一是每天进食量，二是每天活动量。进食量>活动量，多余的能量就会在体内以脂肪形式积存下来使人发胖；进食量<活动量，能量减少体重减轻。每个人的身高、体重、年龄、性别、活动量不同，对能量的需要也不一样。食不过量对正常人意味着"吃饱不吃撑"；对需要控制体重的人意味着"半饱"或"七八分饱"。

城市 18-59 岁成年人平均能量摄入

男子 9200 千焦（2200 千卡）

每天摄入食物量约为：谷类 300 克，蔬菜 400 克，水果 300 克，肉、禽、鱼虾 150 克，蛋类 50 克，豆类及其制品 40 克，奶类及其制品 300 克，油脂 25 克。

女子　7550 千焦（1800 千卡）

每天摄入食物量约为：谷类 250 克，蔬菜 300 克，水果 200 克，肉、禽、鱼虾 100 克，蛋类 25 克，豆类及其制品 30 克，奶类及其制品 300 克，油脂 25 克。

随着代谢活动降低和体力活动减少，中老年人能量消耗也相应减少。从 50 岁起每增长 10 岁，能量需要降低 10%。不了解这一点，还像年轻时一样吃饭，必然能量超标体重增长。

近年来"喝果蔬"相当流行，许多看似时髦的"健康饮品"其实潜伏着增重的隐忧。五花八门的果汁饮料 90% 是用糖、增稠剂、香精、色素勾兑的，果汁含量只有 10%。果味饮料更是少得可怜，仅有 5%。这样的甜饮料喝下去，除了增加能量催人肥胖，促进糖尿病、高血压、痛风等疾病的罹患危险，别无益处。看看那些拿甜饮料当水喝的肥胖儿童，就会明白甜饮料与增重之间的关联。

老年人能量每日推荐摄入量

年龄	能量千焦（千卡）	
	男性	女性
60 岁以上		
轻体力活动	7950（1900）	7550（1800）
中等体力活动	9200（2200）	8350（2000）
70 岁以上		
轻体力活动	7950（1900）	7120（1700）
中等体力活动	8790（2100）	7950（1900）
80 岁以上	7950（1900）	7120（1700）

备注：每日摄入脂类比例占总能量的 25%。

你会吃肉吗

这似乎是个好笑的问题。所谓"会吃肉",包括选择吃肉的数量、吃肉的种类,也包括选择吃肉的烹饪方法。正是在这一点上,很多人囿于习惯不会吃肉。

先说吃肉的数量。从合理适量的角度看,每天吃 50-100 克畜禽瘦肉,或者 50-100 克虾类,每周进食 2-3 次鱼类,每次 100-150 克,对预防和纠正代谢综合征是有益的。

再说吃肉的种类。脂类食物中,饱和脂肪可显著升高甘油三酯和"坏胆固醇"水平,反式脂肪既增加"坏胆固醇"又降低"好胆固醇",二者都是心脑血管疾病的危险因子。前者代表性食物是肥肉、动物油;后者代表性食物是奶油糕点和加工方便食品。无疑,对这些食品严格控制少吃为好,病情严重者禁用。

中国人喜欢吃猪肉,猪肉是城乡居民消耗量最大的肉食。我们把 3 种红肉做个比较:从蛋白质含量比,每 100 克羊肉含蛋白质 20 克,100 克牛肉 18 克,100 克猪肉 14.6 克,羊肉>牛肉>猪肉;脂肪含量正好相反,猪肉>牛肉>羊肉,而且猪肉脂肪熔点接近人的体温,容易被消化吸收。因此,会吃肉就要调整以猪肉为主的肉食结构,提倡多吃蛋白质、不饱和脂肪含量高的鱼、兔、鸡、鸭、鹅肉,适量吃羊肉、牛肉、猪肉。

最后说说吃肉的烹饪方法。

(1) 小火长时间焖炖，降低肉类甘油三酯、胆固醇吸收。

(2) 同低脂肪、高纤维食材搭配烹饪，如竹笋、萝卜、蘑菇、海带、梅干菜等，可使30%~50%的饱和脂肪、50%的胆固醇随膳食纤维排出体外。

(3) 不煎炸不过油，避免低脂食物失去营养价值变成高脂食物。

(4) 热锅不热油。油脂温度高达160℃~300℃出现一系列复杂变化：反式异构化、热氧化、热裂解、环化、醚化、聚合等，让有益健康的维生素E、必需脂肪酸消失殆尽，有害健康的反式脂肪、饱和脂肪、氧化聚合物充盈其中。持续加热的油脂变得黏稠如胶质状，这样的油在你的血管里游动，高血脂、高血压、动脉硬化等不请自来。

主食吃多少、吃什么

历史上的中国是一个农业大国，舌尖上的膳食以谷类为主。现代健康饮食仍然提倡谷类为主，主食不能越吃越少。每日主食吃多少？占全天总能量的一半以上（50%~60%），250~400克。谷类为主，既为人体提供了重要而廉价的能量来源，又避免了脂肪过多摄入。

每日主食吃什么？需要关注血糖生成指数（GI）。不同食物的血糖生成指数不同，对血糖水平的影响也不一样。高升糖指数（高GI）食物在胃肠消化快、吸收完全，葡萄糖迅速进入血液，容易引起血糖升高。低升糖指数（低GI）食物恰好相反，在胃肠道消化吸收慢、停留时间长，葡萄糖释放缓慢，血糖峰值低。选择全谷类、荞麦、燕麦、大麦、黑米、玉米、扁豆、绿豆、大豆、藕粉等低 GI 食物，可延缓葡萄糖的吸收利用，避免餐后高血糖出现。

不妨吃得粗些

吃得粗些，一是提倡少吃精白米面，二是提倡增加膳食纤维。

比起精加工食物来，粗加工食物富含钾和镁，维生素 B_1 和维生素 B_2。喜欢吃精白面粉的人，一天得到的维生素 B_1、维生素 B_2 仅相当于一天需要量的 15%-25%；吃全麦食物就不同了，可以达到一天需要量的 80%-95%。稻麦经过精细加工后，70%左右的维生素矿物质、90%以上的膳食纤维损失殆尽。主食粗细搭配，适当吃些大米白面以外的谷物豆类，选购加工相对简单、尽量保持"原生态"的全麦糙米，不仅避免谷粒表层维生素、矿物质、纤维素的流失，也有助于维持理想体重，使代谢综合征得以有效控制。

膳食纤维有可溶性和不溶性之分。可溶性膳食纤维主要来自燕麦、大麦、水果和一些豆类。不溶性膳食纤维主要来自全谷类、干豆类、小麦麸皮、蔬菜、坚果。膳食纤维虽然不能被人体消化吸收，但具有重要的生理功能。①减少肠道对胆固醇吸收，降低血浆总胆固醇和"坏胆固醇"。②延缓胃中食物排空，让葡萄糖的吸收趋于平缓。③增加粪便体积，促进肠道蠕动，解除便秘烦恼，防止能量过剩和肥胖。建议低能量膳食 7550 千焦（1800 千卡），即每天摄入膳食纤维 25 克，中等能量膳食 10050 千焦（2400 千卡），即每天摄入 30 克，高能量膳食 11700 千焦（2800 千卡），即每天摄入 35 克，达到控制血压、血糖、血脂和减肥的目的。

增加膳食纤维可以这样吃：100 克白米膳食纤维含量 0.5 克，黑米 3.9 克，红豆 7.7 克，玉米 10 克，蒸米饭"红白配"、"黑白配"、"黄白配"，自然增加了膳食纤维摄取。拿 100 克蔬菜比较，黄瓜、番茄含膳食纤维 0.5 克，西兰花 1.6 克，苋菜 1.8 克，金针菇 2.7 克。三个正餐吃够 500 克以上蔬菜，最好每天吃青菜和菌菜，再吃 100 克豆制品，1 小把坚果，便可获得足够的膳食纤维。

对缺牙和胃肠功能较弱的老人儿童，为便于咀嚼消化，可以粗粮细作、粗细搭配，金银卷、二面馍、二米饭、大米杂粮粥、发糕等是适合他们的。把蔬菜水果切碎煮烂，饮用鲜榨蔬果汁，也能增加一部分膳食纤维摄入。

不妨吃得淡些

食盐的化学名称叫"氯化钠"，存在于各类天然食物中，一般不会缺乏。现在我们面临的问题，恰恰是钠盐吃得过多引发种种危害。

人为什么要吃盐？食盐中的钠元素有维持机体酸碱平衡，稳定渗透压，维持肌肉神经兴奋性等独特的生理功能。人离不开咸盐的另一个原因是满足口感需要，"要吃香，有咸盐"，"好厨子离不开一把盐"，况且"越老越喜咸"。

吃盐过多为什么不好？钠盐过多让血管老化血压升高，并降低降压药物的疗效；引发水肿、心衰和肾衰；引起钙质流失骨质疏松；加重糖尿病；刺激胃口增进食欲，"下饭长肚子"。

一天吃多少盐合适？食盐生理需要量每日不超过 3 克，显然，3 克食盐让大多数人食之无味。考虑到我国居民的膳食习惯和口味喜好，中国营养学会提出每人每日 6 克食盐的建议值。这个建议值针对健康人而言，代谢综合征患者还应再减少 1–2 克，有意识纠正"口重"，培养并坚持清淡少盐的饮食习惯。

代谢综合征一日食谱举例

餐次	食物种类和数量
早餐	牛奶（250 毫升）、全麦面包（50 克）、鸡蛋 1 个、拌海带丝（海带丝 50 克、橄榄油少许）
加餐	苹果（150 克）
午餐	米饭（大米 100 克）、清蒸鲈鱼（100 克）、青菜炖豆腐（小青菜 150 克、豆腐 100 克）、蘑菇汤（蘑菇 10 克）
加餐	酸奶（150 毫升）、香蕉（150 克）
晚餐	二面馒头（玉米粉 20 克、面粉 30 克）、杂粮粥（小米加大米 25 克）、青椒肉丝（瘦肉 50 克、青椒 150 克）、拌豆芽（豆芽 150 克、香油少许）

全天烹饪用油 25 克，食盐 4 克。

话题延伸：每天 6000 步

降低代谢综合征等慢性疾病的发生风险，建议每天锻炼达到中等强度活动量，累计活动量相当于步行 6000 步，每周 4 万步。（每日基本活动量=2000 步，骑自行车 7 分钟=1000 步，拖地 8 分钟=1000 步，中速步行 10 分钟=1000 步，打太极拳 8 分钟=1000 步，约合 6000 步。）

　　如何在繁忙之余增加身体活动量？办法有很多：上下楼不坐电梯，一天上下两次 7 层楼可消耗能量 420 千焦（100 千卡）；动手做家务，拖地 40 分钟消耗能量 630 千焦（150 千卡），洗衣服 60 分钟消耗能量 500 千焦（120 千卡）。上下班步行一段距离，乘坐公交车、地铁时单腿站立、踮脚尖、上下左右转动颈部，看电视时扭腰踢腿晃臂膀等，都能让你在不知不觉中把多余的热能消耗掉。

　　循序渐进，持之以恒，把运动融入生活，当做一种乐趣坚持下去大有益处。

睡眠障碍医学营养治疗

电灯的发明和人工采光，使人类能够通宵达旦、夜以继日地工作、学习和活动，也打破了"日出而作，日落而息"的生活规律。

经济社会快速发展，生存竞争压力陡增，睡眠被剥夺的现象比比皆是。"什么都不缺，唯独缺觉"，能踏踏实实睡到"自然醒"，成了学生族、上班族的奢望。

机体的自我调整与修复

睡眠是机体主动的自我调整过程。人在睡眠中，能量代谢大幅度降低，视觉、听觉、嗅觉、触觉功能减退，全身骨骼肌肉放松，心率减慢，血压降低，体温下降，呼吸频率减弱，尿液分泌减少。人体生理指标的这些变化恰恰是对白天觉醒状态的补充和调节。我们的身体正是通过睡眠来进行自我调整和自我修复的。

我们都有这样的体会：感冒了、生病了，美美地睡上一觉，睡醒后顿觉轻松。睡眠相当于"生理充电"，良好的睡眠是天然补药。睡眠障碍违背了身体自我调整自我修复的规律，打乱和破坏了机体内环境的稳定。

睡眠障碍是睡眠和觉醒交替紊乱的表现。不易入睡，上床后像翻烙饼一样翻来覆去，许久才能睡着；容易惊醒，睡着不久又醒来，再次入睡却很困难；容易早醒，醒来后再也睡不着，眼睁睁等天亮；嗜睡贪睡（每晚睡眠 10 小时以上），觉醒后头昏脑涨、萎靡不振……凡此种种，让睡眠这一自然的生理过程乱象丛生。

睡眠这样一件自然而然的事情，为何做起来那样困难？

先睡心，后睡身

"前 30 年睡不醒，后 30 年睡不着"。人的大脑一生都在变化——中枢神经抑制与兴奋的功能随年龄增长而减弱，脑细胞随年龄增长而减少。过了 40 岁，大脑细胞老化逐渐加剧。大脑细胞衰老影响睡眠的质和量，而睡眠时间减少、睡眠质量降低，反过来又影响大脑功能。"躺下睡不着，坐下就打盹；想记的记不住，该忘的忘不了"，一声叹息，成为诸多老人的无奈。

许多疾病常常在夜间发作或加重，不适和疼痛让人无法入睡。头痛、心悸、胸闷、咳嗽、哮喘、冠心病、肺心病、关节炎、胃溃疡、颈椎病、糖尿病、甲状腺疾病、皮肤瘙痒、睡眠呼吸暂停综合征、尿毒症、更年期综合征等，以及某些药物作用，都可能引起或加重睡眠障碍。前列腺增生、膀胱过度活动征导致尿频尿急，"不是在卫生间，就是在去卫生间的路上"，躺下又起来，一夜不得安生。

在睡眠专家的研究案例中，50%的睡眠障碍发端于心理因素，也就是说，失眠的主要原因是睡前情绪不能平静。"问一问张三，问一问李四，失眠的原因多半是纷扰的世事。身体已经躺下，灵魂仍然被外部世界牢牢地攫住。诸多事情编成一张缠人的大网，须臾不敢撤出，不盯住这个世界仿佛立即就要出事似的。六根不净，尘缘难却，心里的事情多，睡眠被挤得无影无踪。"

人到中老年，不仅生理功能减退，心理、精神、性格也会发生很大改变。社会角色的改变引起颓丧、失落，家庭角色的改变引起敏感、固执，各种生活事件引起激动、忧伤，激发起错综复杂的情感纠葛，让人思绪联翩，夜不能寐。

先睡心，后睡身。情绪平和安定了，才能保证健康睡眠。

睡不好会老得快、病加重

经常熬夜缺觉和失眠的人，看上去面色枯萎，就像蔫了皱了的青苹果。但这还只是表面现象，睡眠障碍引起的器官功能减退，才是真正的衰老。

我们体内的免疫细胞、免疫器官被誉为"人体警察"，它们联手发挥免疫监测、免疫防御、免疫调节功能，维护生命健康。人体70%的免疫功能依靠睡眠修复。免疫功能良好的人，能及时清除体内衰老细胞，维持机体生理平衡；免疫功能下降的人，衰老细胞日渐增多，机体生理平衡被打破。失眠、熬夜对免疫力伤害极大。

睡眠中，人体合成一种促进长时记忆的蛋白质，长期睡眠障碍破坏这个蛋白的合成，造成记忆力衰减。睡眠中，一种调节胃肠道功能的蛋白质最为活跃，长期处于失眠或紧张状态抑制这种蛋白的活性，增加罹患胃溃疡的可能性。睡眠中，肝脏积极工作清除毒素，睡眠障碍妨害了肝脏的解毒功能。感冒、抑郁症、焦虑症、肥胖症、脑卒中、肿瘤、心脏病、糖尿病、精神疾患、内分泌失调等疾病，都与失眠相关。睡眠障碍带来的健康危害，绝不仅仅是第二天打个盹，节假日睡上几天，就能弥补和恢复那么简单。

营养素助安眠

色氨酸　色氨酸是人体 8 种必需氨基酸之一，具有抑制兴奋促进睡眠的作用。富含色氨酸的食物有牛奶、火鸡肉、小米、蛋类、肉类、鱼类、香蕉、花生、葵花籽以及所有含优质蛋白的食物。睡前饮用一杯酸奶或牛奶加蜂蜜，晚餐吃一碗小米红枣枸杞粥或燕麦百合桃仁粥，有助于安眠。

B 族维生素　摄取足够的维生素 B_1 帮助人心绪安宁。谷类食物是我国居民维生素 B_1 的主要来源，特别是用酵母发酵的面食、含有麦麸、胚乳、胚芽的全麦食物含量丰富。但维生素 B_1 有"三怕"：一怕加工，二怕加碱，三怕淘洗。想要最大限度地保留谷类维生素，烹饪不放碱，也无须淘洗几遍和精细加工。

维生素 B_6 有助于体内生成天然抗抑郁剂——多巴胺、肾上腺素。动物性食物和植物性食物都含维生素 B_6，如肉类、全谷类、坚果、蔬菜等。比较而言，动物性食物的生物利用率优于植物性食物。

维生素 B_{12} 有助于缓和情绪，维持神经系统健康。维生素 B_{12} 源自动物性食物，如肉类、鱼类、禽类、蛋类、贝壳类及动物内脏，植物性食物基本不含。

B 族维生素的集合作用，有安定情绪、促进睡眠的良好效果。

钙和镁　补钙帮助放松精神，缓解失眠。奶和奶制品是钙的天然来源。钙的良好来源还有豆类和坚果，苜蓿、油菜、苋菜、雪里蕻等绿色蔬菜。

镁以"抗紧张的矿物质"而闻名，是维持神经机能的必要物质。食物中普遍存在镁，但含量差别很大。绿叶蔬菜、糙粮、坚果中富含镁，肉类、淀粉、牛奶含量一般。钙与镁并用成为天然镇静剂。

睡眠障碍少用、忌用食物：

（1）含咖啡因食物。咖啡因是一类甲基嘌呤类化合物，能兴奋提神，食用过多引起情绪不稳、失眠、精神紧张等生理不良反应，失眠者、婴幼儿、孕妇应避免食用。

（2）刺激性食物，如烟酒、浓茶、大蒜、辣椒、胡椒、咖喱、芥末等。

食物咖啡因含量（毫克/100 克）

食物名称	含量	食物名称	含量
柠檬碳酸饮料	15	可乐碳酸饮料	27
能量饮料	31	巧克力奶制品	36
速溶咖啡粉	1571	浓咖啡饮料	212
牛奶加糖咖啡粉	307	巧克力麦乳精	37
速溶茶粉	4352	柠檬速溶茶粉	1794
牛奶巧克力糖	22	可可粉	230
黑巧克力糖	839	原味高脂可可粉	197
摩卡咖啡粉	218	巧克力早餐饮料	52

话题延伸

一、药物治疗很必要

毫无疑问，严重的和长期的睡眠障碍需要包括药物治疗在内的综合治疗。根据病情不同表现，在医生指导下分别选用短效、中效、长效安眠药。要想确保安眠药的安全性和有效性，切记：一不能自行增加药量，二不能服药同时饮酒。

二、不完美的人生也出彩

睡眠障碍往往与人的个性倾向有关。自我要求很高的人总是处于不如意、不满足的心理状态，总是不停地自我加压，强迫性晚睡、强迫性早醒，以致引发睡眠障碍。世界之大，生命之美，奋斗过却不曾拥有又如何？放弃对完美的追求，降低生活欲望，释放负能量，换来一个健康的体魄，一种宁静淡泊的心态，即使不那么完美的人生也出彩。

　　除营养调理外，白天适度运动；重视午睡，打盹"充电"；晚餐忌饱，避免油腻刺激性饮食；睡前热水泡脚，扩张血管；营造安宁舒适的卧房环境，为改善睡眠适当消费等，也对克服睡眠障碍有好处。

抑郁症医学营养治疗

月有阴晴圆缺，人有悲欢离合。喜怒哀乐是人之常情，抑郁、郁闷是情绪低落的自然状态，不等于抑郁症。但是，当情绪低落持续存在至少2周以上，从兴趣丧失演变到自罪自责，从郁郁寡欢发展到痛不欲生，并且深陷其中难以自拔，影响到生活、学习、工作和社会交往的，基本可诊断为抑郁症。

不快乐是先兆，不想活是结局

现在人最大的健康隐患是"不快乐"。心情不放松，怎么也高兴不起来，往往是抑郁症的先兆。

面对同一件事情，自我调节能力好的人很快能平和心态，自我调节能力差的人却耿耿于怀，长期陷入抑郁状态。这是因为，神经内分泌化学物质是影响心理情绪的基础因素，当体内五羟色胺、去甲肾上腺素分泌减少，大脑神经递质变得不稳定，就会出现情绪低落和郁闷。

抑郁症由多因素引发：同遗传有关，同家庭亲情缺失等儿童期经历、重大生活事件打击等心理创伤有关，同高血压、胃溃疡、心梗、脑中风、癌症等心身疾病，慢性疼痛等躯体疾病有关，还同兴奋剂滥用、毒麻药品依赖、酗酒、网络成瘾有关。围绝经期女性雌激素分泌急剧衰退，容易诱发神经内分泌紊乱，女性罹患抑郁症的人数是男性的2倍。

抑郁症可以影响每一个人，不分年龄性别，不论贫富贵贱，无论西方东方，是一种全球性的普遍性疾病。其典型特征是"三个减少"：

兴趣减少，情绪低落　自我评价低，有严重的自卑感、挫败感、失落感，终日忧心忡忡，闷闷不乐，愁眉苦脸，长吁短叹，对任何事情都提不起兴致，连曾经最喜欢的事情也失去了愉悦感。

语言减少，思维迟滞　主动语言减少，回答问题语速慢、语量少、语音小。自觉"脑子生了锈"，"像涂了糨糊一样开不动了"，计算力、记忆力、理解力、判断力下降。

动作减少，反应迟钝　无缘无故感觉疲乏，生活被动懒散，不想做事，不想活动，不愿和人接触交流，闭关独居，疏远亲友，回避社交。

除了兴趣、语言、动作"三个减少"外，抑郁症常常伴有某些躯体症状：严重睡眠障碍，失眠或早醒；食欲性欲减退，体重下降，大便秘结；心悸胸闷，疲乏无力，感觉浑身上下哪儿都不舒服，去医院检查却没有器质性病变。精神症状和躯体症状周期性发作，白天重、夜晚轻。许多患者只看躯体症状不看心理医生，导致病情迁延或加重。

抑郁症最后的结局是让患者想到了——死（自杀），处于青春期和老年期两个年龄组的个体极易出现自杀倾向。当生不如死的念头挥之不去，当对生的忧虑超过了对死的恐惧，患者常常走上自杀之路。有心理专家如此区分抑郁症和焦虑症：抑郁症患者每天一睁眼就在想"我要死，我得去死。"焦虑症患者从早到晚想的是"我会不会死？我不能死！"

神经营养素

对抗抑郁症首选"神经营养素"——B 族维生素，它们联手协作，促进大脑神经系统修复，帮助人重现活力。当体内维生素 B_1 消耗殆尽，精神就变得沮丧失落，压力像滚雪球般越滚越大。维生素 B_6 有助于生成天然抗抑郁剂多巴胺、肾上腺素。维生素 B_{12} 有助于缓解冷漠、易怒、失忆等抑郁状态，维持神经系统健康。叶酸有一定缓解压力的作用。但请注意，B 族维生素处于水溶性状态，容易流失，需要每天膳食给予补充。鼓励抑郁症患者多吃蔬菜、肉蛋、坚果、糙米、豆类等富含维生素 B 的食物。

被称为"八珍"的杏仁（甜）、核桃、腰果、榛子、板栗、花生、开心果、葵花籽，含有对大脑有益的维生素 B_1、维生素 B_2、维生素 B_6 等，用坚果当零食，两餐之间吃 30 克（一小把），对缓解压力、减轻疲惫、恢复体能很有好处。坚果最好吃原味的，不吃过油的或添加了佐料的，以免热量增加营养素损失。

很多人喜欢吃精米白面，精米白面口感顺滑，但营养素大打折扣。

白米维生素 B_1 少于白面，细粮维生素 B_1 少于粗粮。谷粒由外向里分为 5 层——谷皮、糊粉层、胚乳、胚芽、胚轴，B 族维生素主要含在糊粉层中，精加工造成维生素 B 脱落。要想获得维生素 B 就不要舍弃糙米全麦，每周吃几次荞麦、玉米、小米等。发酵面粉酵母菌大量繁殖，增加了其中的 B 族维生素含量，可多吃。

有人以为甜蜜的口感能带来愉悦，心情不好便拼命吃糖果甜食。殊不知，大量超量吃糖的同时让 B 族维生素消耗殆尽，心情反而更糟。正常人每天适宜的吃糖量是每千克体重 0.3-0.4 克，多吃损耗 B 族维生素不说，还增肥。

B 族维生素具有相互关联的特征，维生素 B_1、维生素 B_2、维生素 B_6、维生素 B_{12} 等连锁反应，缺乏其中的一种，很可能导致其他几种同时缺乏，协同作用力减弱。因此，补充维生素 B 常常选择复合制剂。

胆碱让人心情平和

对抗抑郁症需要胆碱参与。胆碱既是卵磷脂的组成成分，又是乙酰胆碱的前体，可促进大脑发育，保证信息传递，提高记忆能力，并具有镇定作用。膳食长期缺乏胆碱可能造成记忆紊乱、情绪低落。胆碱存在于各种食物中，只要饮食均衡，不挑食偏食，就能满足身体需要。

胆碱含量较高的食物（毫克/100 克）

食物名称	含量	食物名称	含量
牛肝	1166	花生	992
莴苣	586	花菜	260

生命之花——锌

微量元素锌被誉为"生命之花"，它能提高思维的灵敏性，帮助大脑正常运转。缺锌影响儿童智力发育，使人神经传递速度减慢，记忆力下降。抑郁者适量补锌有益身心健康。

锌含量丰富的食物（以 100 克可食部分计算）

食物名称	含量（毫克）	食物名称	含量（毫克）
生蚝	71.20	小麦胚芽	23.40
蕨菜	18.11	山核桃	12.59
羊肚菌	12.11	鲜扇贝	11.69
赤贝	11.58	鱿鱼	11.24
山羊肉	10.42	墨鱼干	10.02
牡蛎	9.39	口蘑	9.04
松子	9.02	干香菇	8.57
干黑笋	7.60	牛肉干	7.35
酱牛肉	7.26	炒南瓜子	7.12
奶酪	7.12	干贻贝	6.71
鸡蛋黄粉	6.66	河蚌	6.23
松蘑	6.22	黑芝麻	6.13
生葵花籽	6.03	麸皮	5.98

食物选择

宜食食物：

（1）富含镁的食物，如绿叶蔬菜、粗粮、坚果等。镁维持神经肌肉的兴奋性和神经机能正常运转，消除精神紧张，改变低落心境。

（2）含锰食物，有助于缓和情绪。中国营养学会推荐成年人锰摄入量 3.5 毫克/天。茶叶含锰最丰富，经常喝茶能帮助人驱散抑郁。此外，谷类、坚果、叶菜中也含有锰。

（3）含钙食物，如奶制品、豆类和绿叶蔬菜。钙维持神经肌肉的兴奋性，使人心情放松。

（4）含优质蛋白食物，如鱼类、瘦肉、奶蛋、黄豆等。酪氨酸、色氨酸、苯丙氨酸促使人体产生抗抑郁物质——多巴胺和肾上腺素，合成天然镇静剂。

（5）维生素 D。冬季昼短夜长，日照不足，人们室外活动减少，新陈代谢和生理功能处于抑制状态，容易发生"冬季抑郁症"。走出室内，亲近自然，多晒太阳，适量运动，促进体内合成维生素 D，有助于驱赶抑郁情绪。

（6）"快乐心情食物"，如牛奶、海带、深海鱼、香蕉、菠菜、小白菜、干黄花菜、玫瑰花茶、全麦面包等含有抗抑郁物质的食物。

忌食食物

酒 酒精能通过大脑屏障损伤神经细胞，使大脑组织之间联系中断，神经内分泌紊乱。长期饮酒的后果给大脑造成不可逆转的损害，尤其治疗期间必须戒酒。

话题延伸

一、早治疗，早解脱

抑郁症是所有情绪病患中再普通不过的一种，就像"精神感冒"。

然而在中国，抑郁症是被长期忽视的，人们对抑郁症患者也存在这样那样的偏见和误解。

旁人以为抑郁的人只是不开心而已，对健康并无大碍，自我调节一下就过去了，用不着求医问药大动干戈。患者本人将抑郁症同精神分裂症等同起来，怀有"恐病感"、"病耻感"而讳疾忌医。还有人以为抑郁沮丧是品质低劣、意志颓废。患者和他们的家属对药物治疗、物理治疗心存疑虑，甚至不接受心理治疗。要知道，这些做法非但不利于治疗，反而贻误了治疗的最佳时机，有可能于无形之中将自己或亲人推向绝境。

心情也会感冒，患了抑郁症并不说明情感龌龊，更与一个人的品质优劣无关，完全不必讳疾忌医，尽早救治才是最好解脱，接受系统治疗的时间越早越好。目前，我国各级医疗机构对抑郁症的识别率有很大提高，药物疗效达 60%-80%，治好抑郁症前景乐观。

二、情绪发泄不伤人、不害己

既能有效发泄或缓解情绪，又不伤人、不害己的方式包括：①运动，运动促使大脑释放快乐激素内啡肽。郁闷烦躁时，干脆丢开手头的事出去跑几圈，或在室内外进行有氧运动，出一点汗水，身心就会轻松许多。②听音乐、唱歌、大笑或深呼吸，能很快调节情绪平稳心态。③泡热水澡，让全身放松。做到情绪发泄不伤人、不害己，免除后悔之事。